らめきパズルの実践で

# 脳は確実に若返り物忘れやアレソレの改善につながります!

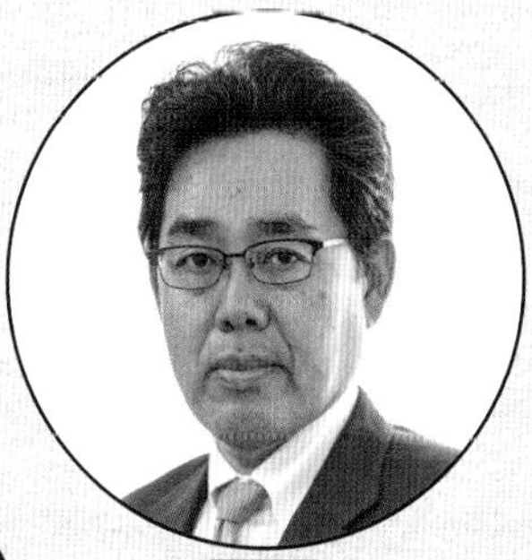

監修
東北大学教授
川島隆太（かわしまりゅうた）

**川島隆太先生 プロフィール**

1959年、千葉県生まれ。1985年、東北大学医学部卒業。同大学院医学研究科修了。医学博士。スウェーデン王国カロリンスカ研究所客員研究員、東北大学助手、同専任講師を経て、現在は東北大学教授として高次脳機能の解明研究を行う。脳のどの部分にどのような機能があるのかという「ブレイン・イメージング」研究の日本における第一人者。

物忘れやうっかりミスが多くなった、
「アレ」「ソレ」が増えた、やる気が出ない…
これらは脳の前頭葉にある
脳の司令塔「前頭前野」が衰えたサインです。

前頭前野の機能は20歳を過ぎたころから
徐々に衰えてきます。
しかし、脳は何歳からでも鍛えられ、
衰えた働きを取り戻すことができるのです。

そのために役立つのが
『漢字脳活ひらめきパズル』シリーズです。
「文字を書く」「声に出して読む」といった習慣と
併せて漢字パズルに取り組むことで脳は鍛えられ、
物忘れやアレソレの改善につながります。

毎日の脳トレの積み重ねで、
脳は確実に若返っていきます。
物忘れやうっかりミスを寄せつけない
脳をめざしましょう。

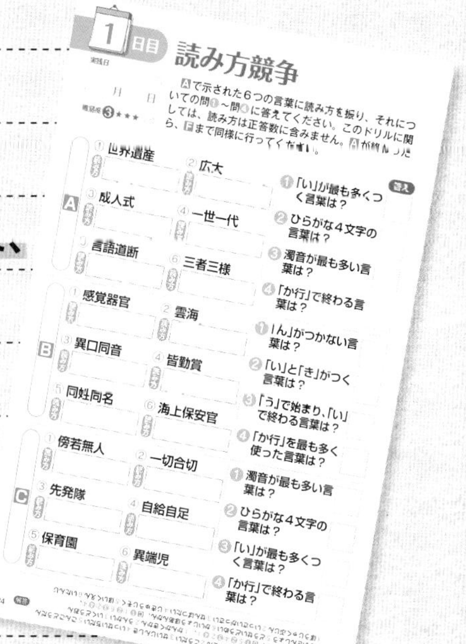

**毎日脳活スペシャル**

**漢字脳活**
**ひらめきパズル⑮**

# 女優 宮崎美子さん

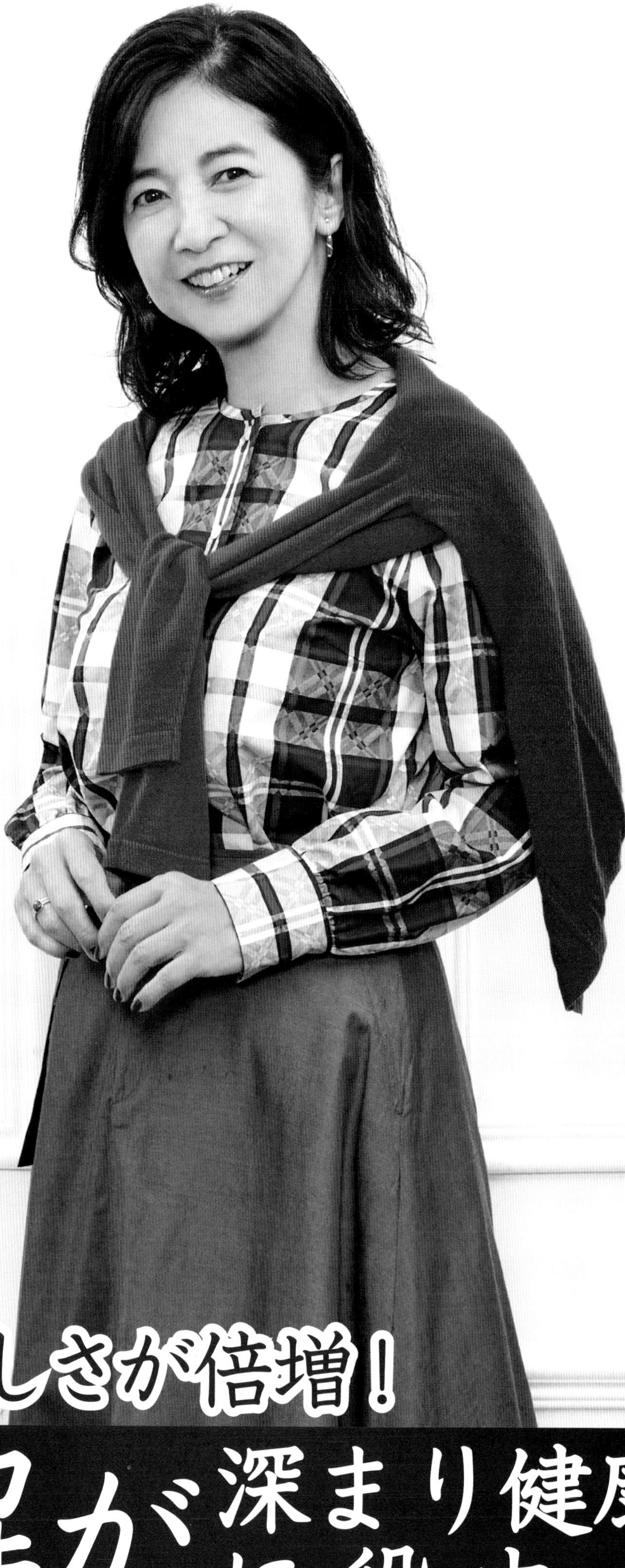

## 読書の楽しさが倍増！

# 理解が深まり健康に役立つ

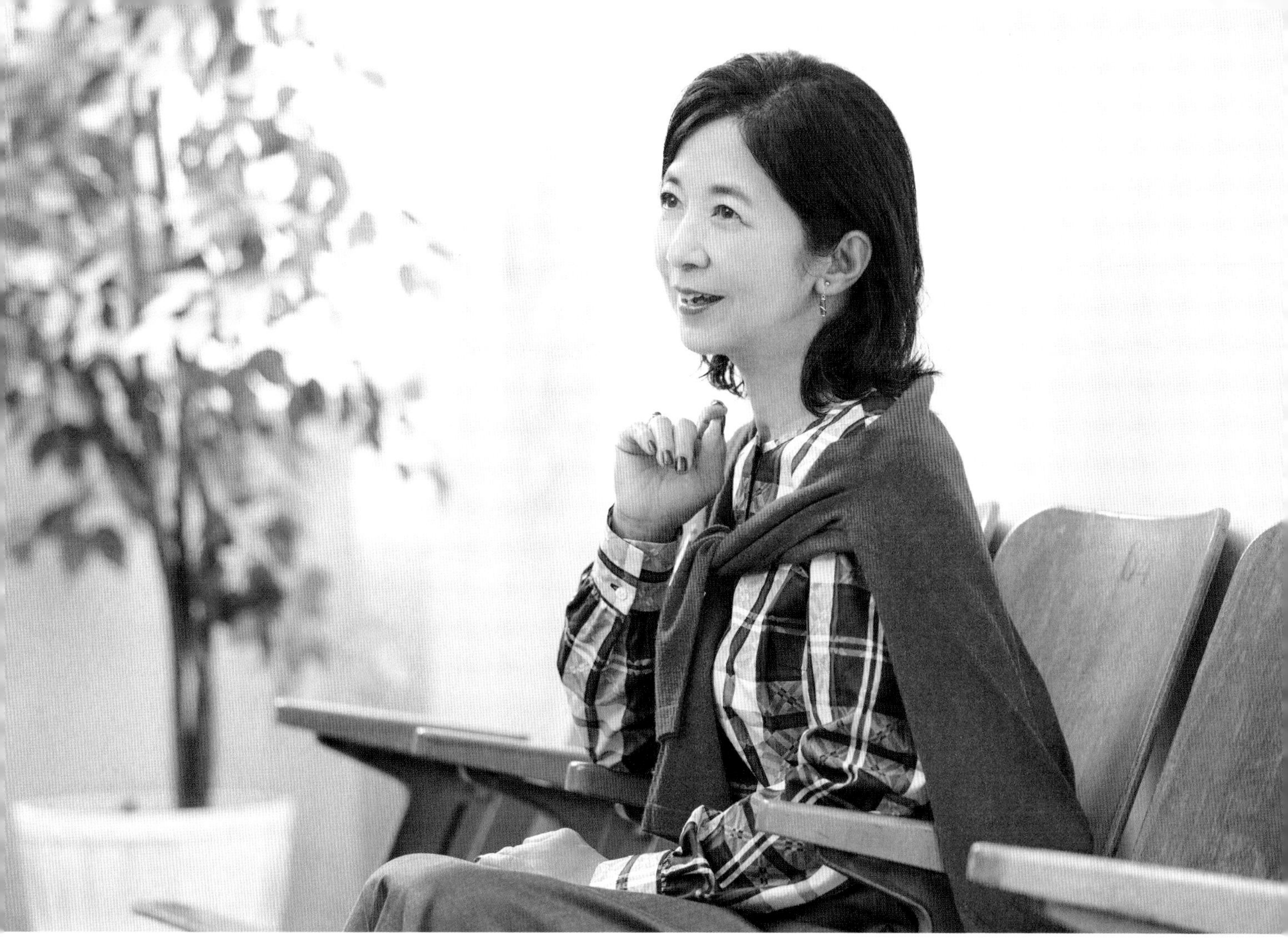

# 音読のススメ

## ドラえもんのオーディションに応募！その結果は……

みなさんご存じかと思いますが、私は40年以上もの間、女優のお仕事を続けてきました。

女優（俳優）という言葉を辞書で引くと、「演劇・映画等において、その人物に扮して台詞・身振り・表情などで演じる人のこと」（広辞苑）とあります。

一方、役を演じる仕事としては、声のみで演技する「声優」という分野もあります。私も、機会はそんなに多くはないんですけど、洋画の吹き替えやアニメのキャラクターの役をやらせていただいています。

実は、私、『ドラえもん』の声優オーディションに応募したことがあるんです。もちろん、主人公のドラえもん役ではなくて、しずかちゃんのような女の子の役ですけど。

子供のころから「声の仕事」に興味があって、女優としてデビューしてからも、アニメなどの声優をやってみたいと思っていたんで

### 宮崎美子さん *Profile*

1958年、熊本県生まれ。
1980年に篠山紀信氏の撮影で『週刊朝日』の表紙に掲載。同年10月にはTBSテレビ小説『元気です！』主演で本格的デビュー。
2009年には漢字検定１級を受けて見事に合格。現在では映画やドラマ、バラエティ番組と幅広く活躍している。2020年にデビュー40周年を迎えた。

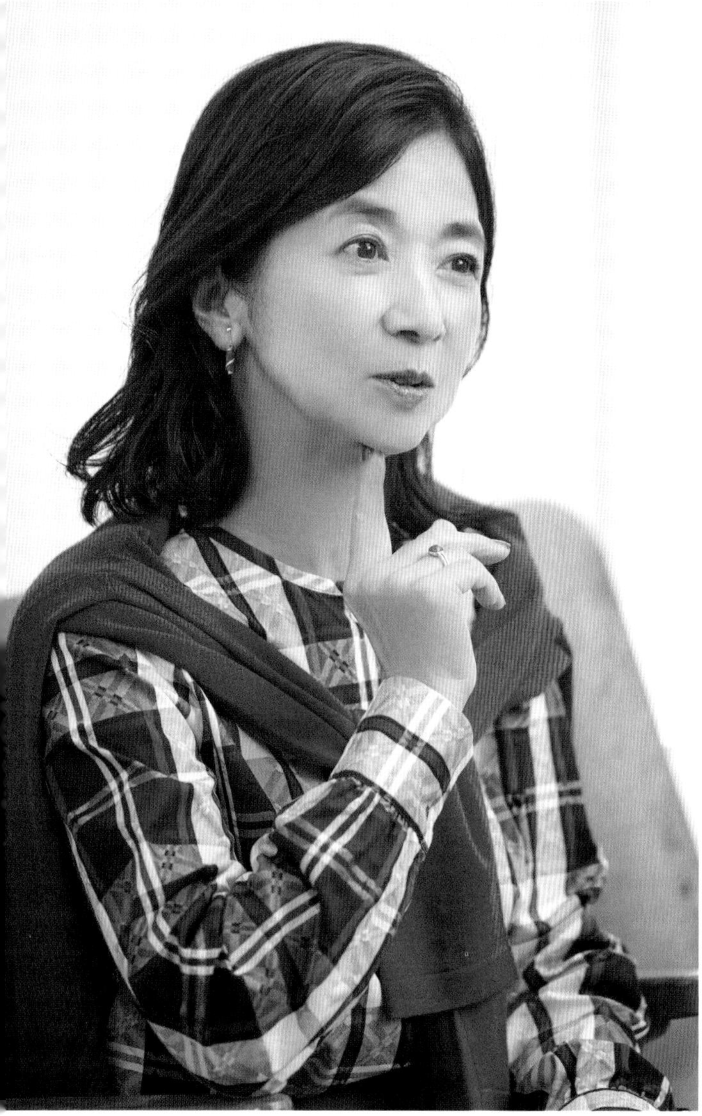

す。そんなときにこの話を聞き、自分でボイスサンプルを作って応募したんですよ。

結局、オーディションに応募したものの、なんの返事もありませんでした。ただ、私の当時のマネージャーには応募をひどく反対されていたので、本当にボイスサンプル送ってくれたのかな？なんて、ちょっと思ったりもしました。でも、私は声優が本職ではないので、国民的人気アニメの主役級に選ばれるのは、なかなか難しいような気がしますよね。

それが、最近、アニメの声のお仕事をすることができたんです！

『プリキュア』シリーズってご存じですか？ごく普通の少女が伝説の戦士プリキュアに変身して、悪の組織と闘う人気アニメです。みなさんの中にも、お子さんやお孫さんといっしょにみている方もいるのではないでしょうか。

そんなプリキュアシリーズのオーディション情報を見て、「受けたい！」と思ったんです。ただ、主人公は中学生の女の子だし、自分の年齢から考えてどうかなあと悩んでいました。そうこうするうちに、応募期限を過ぎてしまって。

それでも、どうしてもアニメの声のお仕事がしたいと思っていたところ、プリキュアでナレーションを担当するお話があったのです。ぜひ！と手を挙げました。

私は女優の仕事は長くやっていますけれど、声のお仕事は、それほど多く経験があるというわけでもありません。アニメ作品の出演経験は複数ありますが、連続テレビアニメシリーズの出演は今回が初めてだったんです。だから、少し不安もありましたが、新人のような気持ちで楽しんでお仕事をすることができました。機会があったら、ぜひまたやってみたいと思っています。

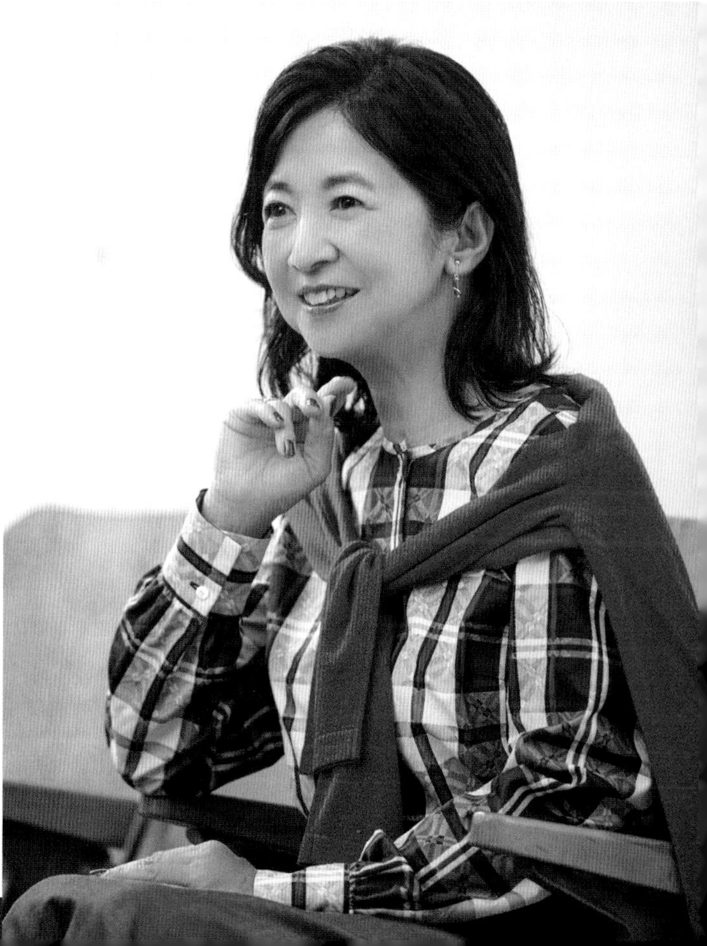

## 本を朗読することで
## 自分じゃないものになれます

私、子供のころから、声を出して本を読むことが大好きだったんです。

小学校や中学校の国語の授業で、先生が生徒を指名して教科書を朗読させる時間では、「自分に当ててくれないかなあ」と、いつも思っていました。自分が当てられて読むさいは、登場人物によって声をちょっとずつ変えて読んでみたり、間を工夫したりしながら音読するのがとても好きでした。

だから、私は思いがけないきっかけで今の仕事に就いたわけですけど、こうした子供のころを振り返ってみると、演じることが好きだったから、この仕事にめぐり合えたんだなあって思うんです。

私の場合、お仕事として本の朗読を行うこともあるのですが、やはり楽しいです。ただ、お仕事として行う場合、朗読ならではの難しさはありますね。

女優だと、基本的に演じる役は１人分のみです。ところが、朗読だと、物語によっては登場人物が何人も出てくることがあるので、１話で何人分もの登場人物を演じ分けなければならないこともあります。自分１人で音読しているわけですから、やはり限界はあるわけです。

女優のお仕事では自分の見た目から遠く離れた役は回ってきませんけれど、朗読では外見や性別はお構いなしですからね。とはいえ、男の人の低くて太い声はどうしても出せないし。

ただ、大変な部分はありますけど、私にとっては、「自分じゃないものになれる」という楽しみのほうが勝っているので、朗読のお仕事は大好きです。私の場合は、物語の場面を想像したり、作家と「この表現はこうい

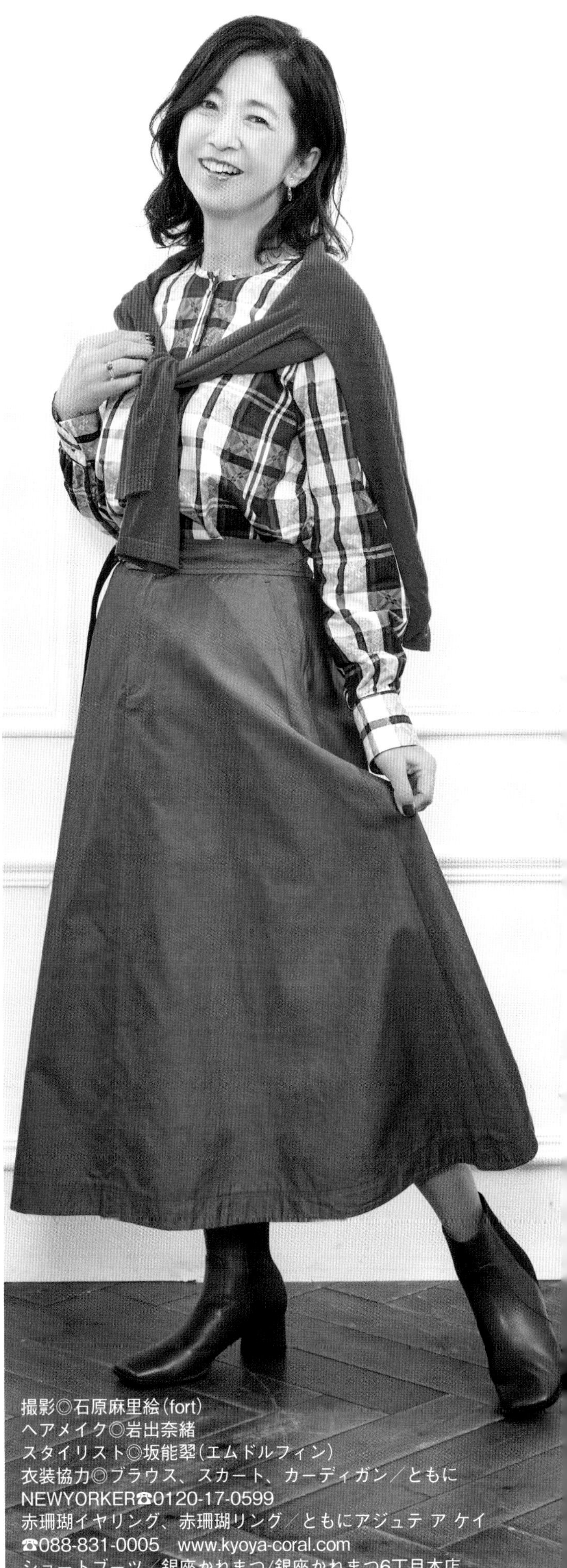

撮影◎石原麻里絵（fort）
ヘアメイク◎岩出奈緒
スタイリスト◎坂能翠（エムドルフィン）
衣装協力◎ブラウス、スカート、カーディガン／ともにNEWYORKER☎0120-17-0599
赤珊瑚イヤリング、赤珊瑚リング／ともにアジュテ ア ケイ
☎088-831-0005 www.kyoya-coral.com
ショートブーツ／銀座かねまつ/銀座かねまつ6丁目本店
☎03-3573-0077

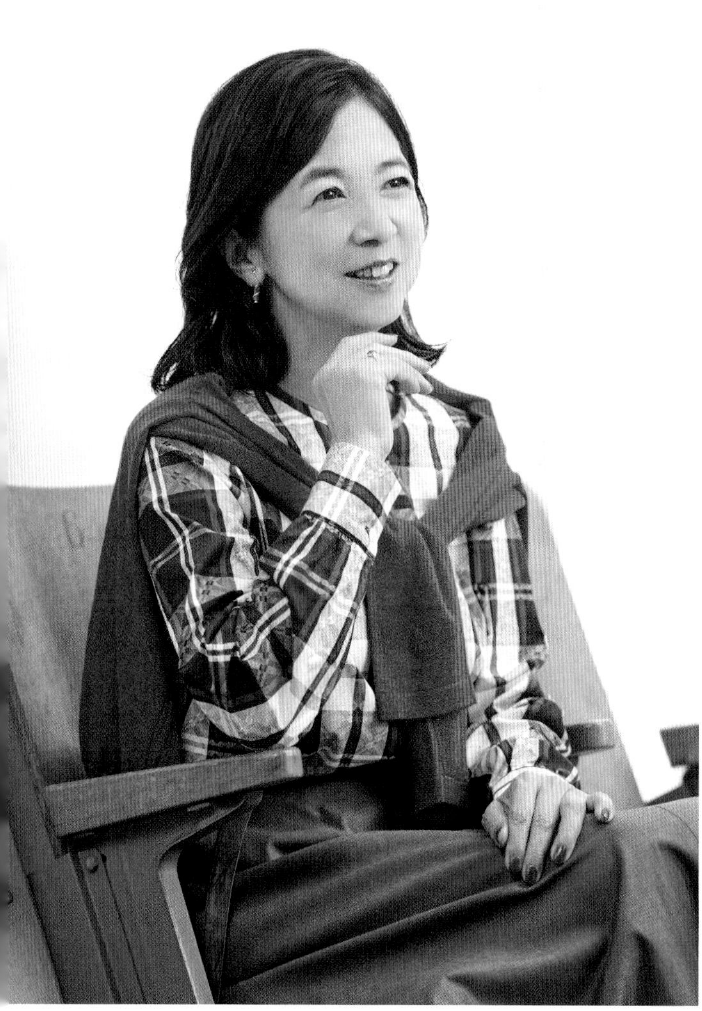

うことですよね？」などとお話ししたりする気分で朗読をしています。本の朗読って、とても楽しいです！

## 音読をすれば言葉が際立ち しっかりと伝わります

というわけで、私、宮崎美子は、「漢字脳活ひらめきパズル」読者の方に、ぜひ声を出して本を読むことをおすすめしたい！

読書のさいは、声を出さずに読む「黙読」をすることが多いと思います。でも、声を出すことによって、読書の楽しみが何倍にも増えるように感じるんです。

まず、前に話しましたが、いろいろな登場人物になることができる点ですね。私は職業として行っていますが、どなたがやっても楽しいと思いますよ。

次に、声を出すことによって、内容の理解がより深まると感じます。サッと黙読しただけでは意味を取り違えてしまう可能性のある内容でも、声を出してしっかり読むことで、より正確に理解することができるはずです。

例えば、なんとなく覚えている漢字が文中に登場したとします。その漢字の読み方がよくわからない場合、黙読だと、「意味はだいたいわかるからいいや」と、そのまま読み飛ばしてしまうことはありませんか？

ところが、音読だと、読み方をあいまいにしたままだと前に進みません。もちろん、個人の楽しみで音読をしているわけですから、読めない漢字は飛ばしても全く問題はないんですよ。でも、読み方があいまいな漢字をそのままにして音読を続けるって、ちょっと気持ち悪くありません？

そんな言葉に出合ったときは、家族の方に質問したり、辞書やスマホで調べたりして、正しい読み方や意味を勉強してしまいましょう。私自身の経験と照らし合わせても、案外、間違えて覚えていたなんてことがあるものです。

さらに、音読をすることで、言葉が際立って、しっかり伝わってきます。「言葉が立つ」といういい方をすることもありますね。

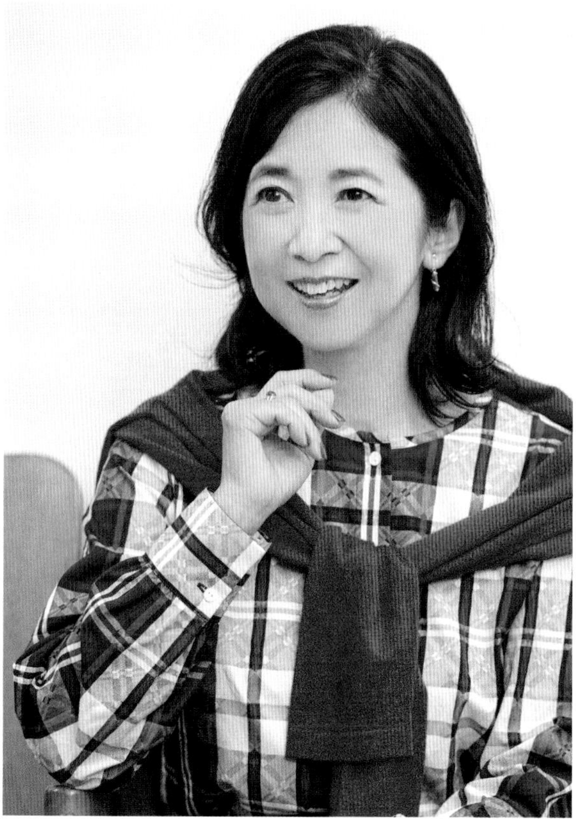

作品の書き手は、それこそ神経をすり減らして、一つひとつの言葉を選び抜いて、表現をしています。声に出して読めば、そんな言葉の息遣いが伝わってきて、感動が一段と深まるに違いありません。

## 表現する楽しみを その場で実感できます

音読は、特に私たちの世代以上の方には、健康の維持に役立つのも重要なポイント。大きな声を出せば、ストレスの解消に役立ちます。口や声帯を動かすので、顔やのどの筋肉も鍛えられるでしょう。飲み込む力の強化や美容などにも効果がありそうですね。

とはいえ、音読も個人の楽しみ方の１つですから、あまり堅苦しく考えずに、自由なやり方で楽しむのが一番いいのではないでしょうか。楽しみ方って、人の数だけあると思うんですよ。

年齢も、性別も、声質も問わずに、誰でも「表現する楽しみ」をその場で実感できる。こんな素晴らしい音読の楽しさを、もっともっと知ってもらえたらいいなと思っています。

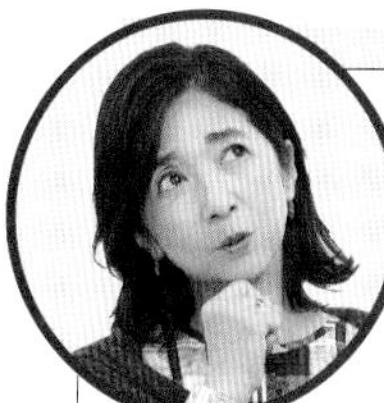

今月のおまけトリビア

## 全国の難読人名クイズ

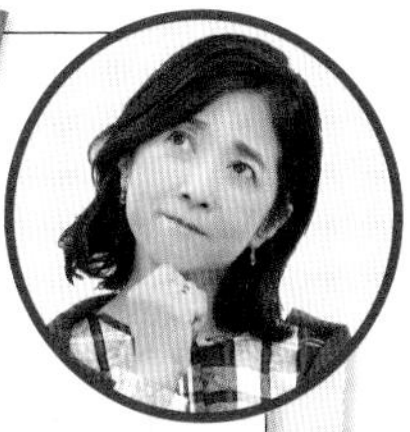

今回の「難読人名クイズ」は、**「水流」**さんです。

水が流れると書くのですが、九州地方に多い名字です。

さて何と読むでしょう？

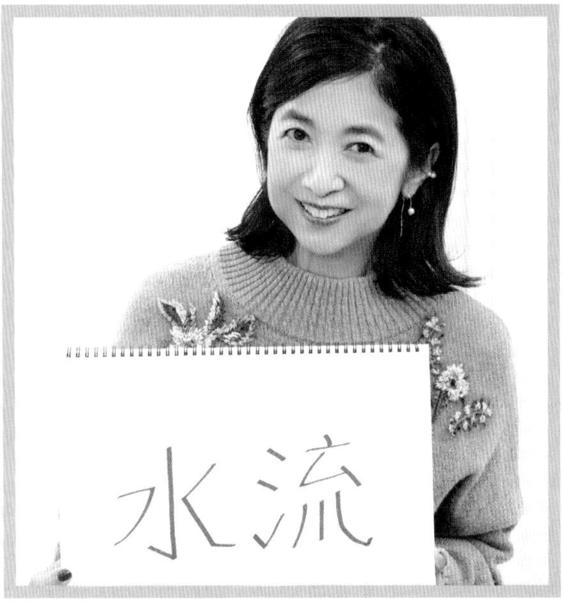


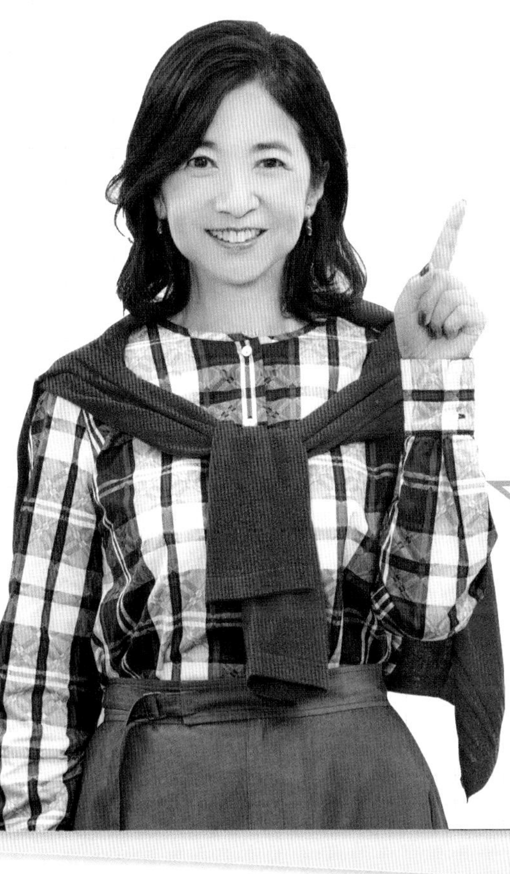

正解は**「つる」**さんです。

日本人の名字を研究している方によれば、九州では、細長い川の流れのことを「つる」といいました。「鶴」の細長い首のように流れている場所ということですね。その「つる」の近くに住んでいたのが「つる」さんで、「水流」のほかにも「都留」「津留」といった字が当てられていたようです。

宮崎美子さんが出題！

# 漢字教養トリビアクイズ⑮

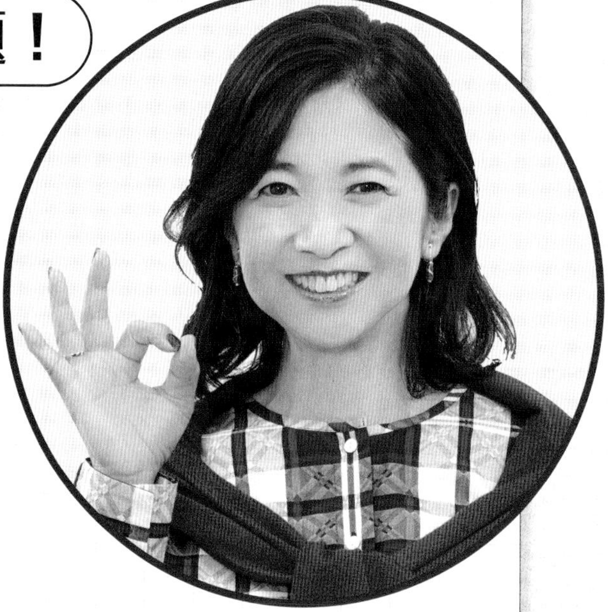

今回の「漢字教養トリビアクイズ」では、「日本の民謡」を問題にしました。お祭りなどで行われる盆踊りソングの定番といえば、やはり民謡！「炭坑節」や「東京音頭」など、聞けばついつい体が動いてしまうという人もいらっしゃるかな？

私の故郷・熊本県の民謡といえば「おてもやん」ですね。ふだんから当たり前のように耳にしていたので、あまり民謡という感じがしなくって。

こうした地域の生活の中から生まれた歌が、テレビもラジオもない時代からずっと歌い継がれて、今の世に残っている。これってとても素敵なことですよね。そんな日本に古くから根付く民謡のトリビアクイズ、ぜひ楽しんでくださいね。

## 宮崎美子さんが出題！漢字教養トリビアクイズ⑮ 目次

# ① 日本の民謡クイズ

　日本の各地では、さまざまな民謡が歌い継がれてきました。その中でも、よく知られていると思われる歌を集めました。各問の赤字で示したひらがなは漢字に、漢字はひらがなに、それぞれ直してください。

① いつきの子守唄（熊本県）　⇒ ☐☐

② お江戸にほんばし（東京都）　⇒ ☐☐☐

③ やすぎ節（島根県）　⇒ ☐☐

④ さどおけさ（新潟県）　⇒ ☐☐

⑤ 南部うしおい唄（岩手県）⇒ ☐☐

⑥ 会津磐梯山（福島県）⇒ ☐

⑦ 黒田節（福岡県）　⇒ ☐

⑧ 河内音頭（大阪府）　⇒ ☐

⑨ 斎太郎節（宮城県）　⇒ ☐

⑩ 俊良主節（鹿児島県）⇒ ☐

⑪ 金毘羅船々（香川県）⇒ ☐

⑫ 江差追分（北海道）　⇒ ☐

民謡といえば、地元・熊本の民謡で「牛深ハイヤ節」という歌があるんですけど、「ハイヤ」ってなんだかわかりますか？漁船が牛深の港を出て北上するのに欠かせない「南風」（ハエ）が変化してできた言葉なんだそうです。

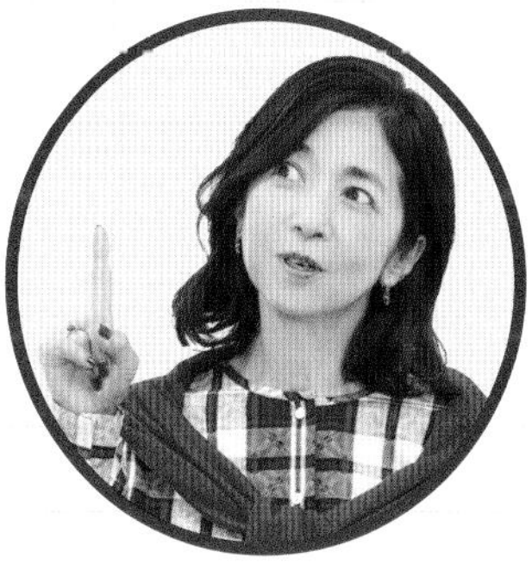

## 2 水産業の言葉クイズ

各問、水産業で使われる言葉と、かっこの中にその意味が書かれています。それぞれ、言葉の読み方をひらがなで書いてください。

① 入漁権（他人の漁場で漁をすることができる権利）⇒ □

② 網代（水中に竹や木を編んで立て、魚を捕らえるしかけ）⇒ □

③ 投網（魚を捕まえるために投げて使う網）⇒ □

④ 漁り火（魚を誘い寄せるために夜間、漁船で燃やす火）⇒ □

⑤ 魚籠（釣った魚を持ち運ぶ竹籠）⇒ □

⑥ 釣果（釣った魚の数や大きさ）⇒ □

⑦ 面舵（船舶の航行で、進行方向右に舵を転ずること）⇒ □

⑧ 取舵（船舶の航行で、進行方向左に舵を転ずること）⇒ □

## 3 鳥の漢字クイズ

鳥の名前を表す漢字を集めました。各問、ヒントの中から正しい漢字を選んで書き込んでください。

① ウ⇒□

② ウグイス⇒□

③ ウズラ⇒□

④ オシドリ⇒□

⑤ キジ⇒□

⑥ タカ⇒□

⑦ ヌエ⇒□

⑧ ハヤブサ⇒□

⑨ ヨタカ⇒□

⑩ モズ⇒□

「ウの目タカの目」ということわざもありますね。ぜひ、このことわざも漢字で書けるようになりましょう！

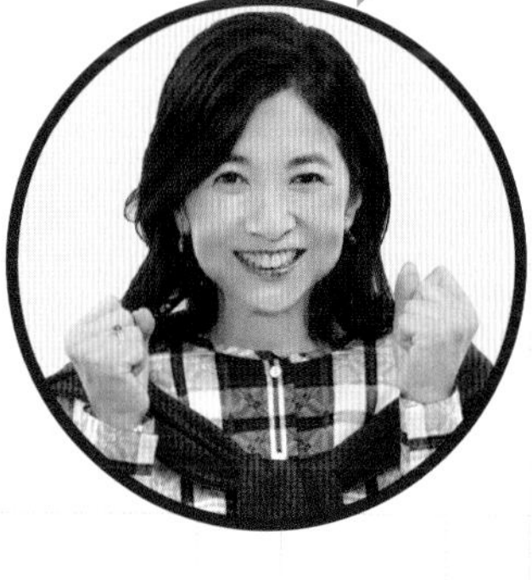

ヒント

| | | | | |
|---|---|---|---|---|
| 鶉 | 鷲 | 鴛 | 雉 | 鵙 |
| 鷹 | 鶯 | 鵺 | 隼 | 鵜 |

## 4 仏像クイズ

仏像は、その名前のとおり「仏さまの像」のことで、お寺や博物館の展示品には、難しい名前の仏像がたくさんあります。各問、代表的な仏像の読み方をひらがなで書いてください。

「帝釈天で産湯を使い、姓は車、名は寅次郎」といえば、ご存じ『男はつらいよ』の名セリフ。私も出演しているシリーズがあるんですよ。

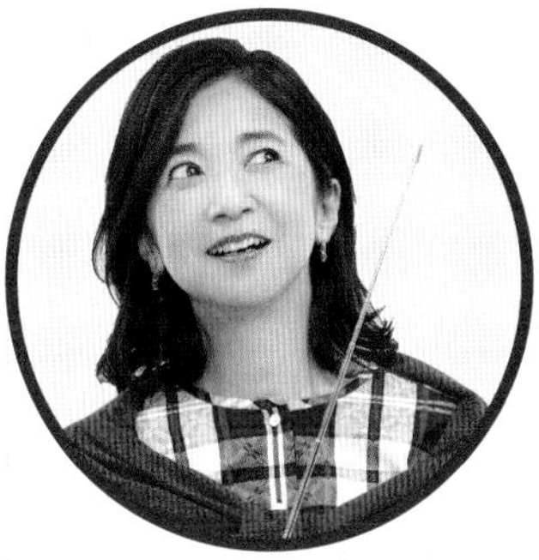

①阿弥陀如来 ⇒ □

②弥勒菩薩 ⇒ □

③不動明王 ⇒ □

④阿修羅 ⇒ □

⑤帝釈天 ⇒ □

⑥金剛力士 ⇒ □

## 5 読めるけど書けない漢字クイズ

「なんとなく読めるけど、いざ書くのは難しい」という言葉を集めました。ヒントから漢字を選んで、各問のひらがなを漢字で書いてください。間違えないように正確に書き取りましょう。

①あいまい⇒□□

②けっぺき⇒□□

③さんぜん⇒□□

④せんい⇒□□

⑤とかげ⇒□□

⑥ふんとう⇒□□

⑦ようかん⇒□□

⑧りんかく⇒□□

ヒント

| | | | | | | | |
|---|---|---|---|---|---|---|---|
| 闘 | 維 | 蜥 | 然 | 羊 | 繊 | 潔 | 輪 |
| 昧 | 燦 | 羹 | 奮 | 郭 | 癖 | 蜴 | 曖 |

## 6 暑さの言葉クイズ

年々、夏の暑さが増している気がします。そんな夏の暑さを表す熟語を集めました。各問、ひらがなで書かれた読み方とかっこ内の意味をもとに、当てはまる熟語をマスの中に漢字で書きこんでください。

①うんき ⇒ □□ (蒸し暑い)

②しょき ⇒ □□ (夏の暑さ)

③こうしょ ⇒ □□ (暑い季節へ向かう)

④はくしょ ⇒ □□ (初夏の暑さ)

⑤こくしょ ⇒ □□ (非常に暑い)

⑥ごくしょ ⇒ □□ (最もひどい暑さ)

⑦もうしょ ⇒ □□ (耐え難い暑さ)

⑧たいしょ ⇒ □□ (大変厳しい暑さ)

⑨えんしょ ⇒ □□ (真夏の厳しい暑さ)

⑩じょくしょ ⇒ □□ (蒸し暑い)

たくさんありすぎて、暑さの言葉がどんな順番になっているのか、よくわからないですね（笑）。気象庁や日本気象協会によれば、最高気温35度以上の日は「もうしょ日」で、40度以上「こくしょ日」と呼ぶそうですよ。

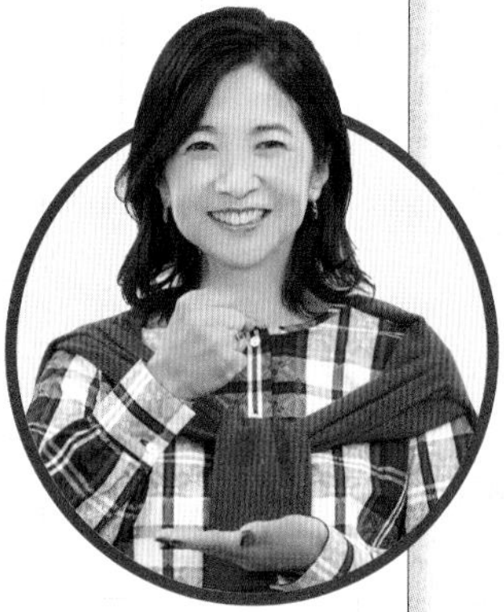

## 7 ことわざ漢字クイズ

ヒントの中から□に当てはまる漢字を入れて、①～⑧のことわざを完成させてください。

①捕らぬ□の皮算用

②江戸っ子は□越しの銭は持たぬ

③勝てば官軍負ければ□軍

④□は投げられた

⑤□老同穴

⑥阿□の呼吸

⑦雨晴れて□を忘る

⑧縁は□なもの味なもの

ヒント
叶　笠　宵　異
偕　賊　賽　狸

## 8 魚へんの漢字クイズ

お寿司屋さんの湯飲みに、魚へんの漢字がギッシリ書いてあることがありますね。魚へんにヒントの文字を合わせて、各問の漢字を答えてください。

① ウナギ⇒□
② コチ⇒□
③ サヨリ⇒□
④ スバシリ⇒□
⑤ トド⇒□
⑥ ニベ⇒□
⑦ ヒガイ⇒□
⑧ カジカ⇒□

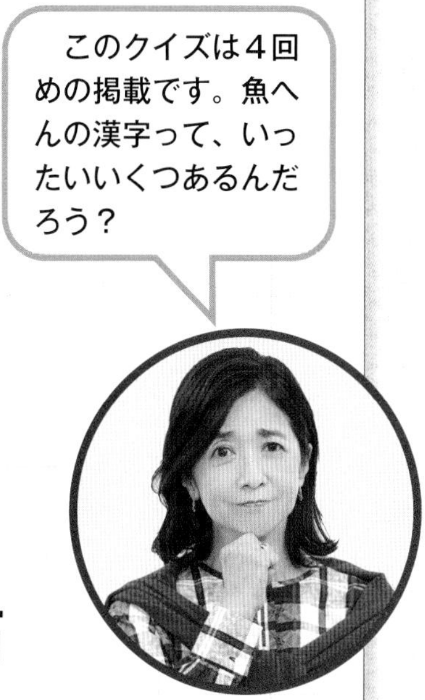
このクイズは４回めの掲載です。魚へんの漢字って、いったいいくつあるんだろう？

**ヒント**

毛　箴　免　走　皇　伏　曼　石

## 9 世界の国名・漢字略称クイズ

アメリカ＝「米」、イギリス＝「英」など、国の名前を漢字1文字で表記することがあります。次の国名を表すのはどの漢字か、ヒントから選んで答えてください。

① アイルランド⇒□
② アルゼンチン⇒□
③ オーストリア⇒□
④ サウジアラビア⇒□
⑤ スイス⇒□
⑥ スペイン⇒□
⑦ スリランカ⇒□
⑧ ベネズエラ⇒□
⑨ ペルー⇒□
⑩ ポルトガル⇒□
⑪ マレーシア⇒□
⑫ モンゴル⇒□

**ヒント**

沙　西　亜　錫　愛　秘　瑞　馬　葡　委　蒙　墺

## 10 共通部首当てクイズ

各問に書かれている漢字には、それぞれ共通してある部首をつけることができます。その部首は何か、例にならって当てはまる部首をヒントから選んで答えてください。

【例】云　由　九　干　欠⇒車(転、軸、軌、軒、軟)

①十丁也尺立白⇒□

②寺寸牛犬中呆⇒□

③亡刃今台亜奴⇒□

④乞斤米告車周⇒□

⑤化母心早古田⇒□

⑥付由合肋同即⇒□

⑦主皮走卸盾正⇒□

⑧ム及支召末兆⇒□

⑨女元示玉至亘⇒□

⑩生毎布吾青昔⇒□

⑪重去甚亥交束⇒□

⑫半至貝斉岡乗⇒□

⑬予木占車坐廷⇒□

ヒント

广　艹　刂　扌　力
氵　忄　辶　彳　宀
心　亻　⺮

## 11 ものの数え方漢字クイズ

日本には、特定の物だけを数えるための数え言葉があります。各問の物は、それぞれどう数えるのが正しいか、ヒントから選んで答えてください。

①寺院 ⇒ 一□

②折詰 ⇒ 一□

③寄付 ⇒ 一□

④靴下 ⇒ 一□

⑤絵馬 ⇒ 一□

⑥アイロン ⇒ 一□

⑦ざるそば ⇒ 一□

⑧印鑑で押された印影 ⇒ 一□

ヒント

体　挺　折　宇　口　枚　足　顆

## 12 植物の漢字クイズ

植物の名前を表す漢字を集めました。当てはまる読み方をヒントの中から選んで答えてください。

① 枳殻 ⇒ □

② 酢橘 ⇒ □

③ 鬼灯 ⇒ □

④ 木蓮 ⇒ □

⑤ 山葵 ⇒ □

⑥ 繁縷 ⇒ □

ホオズキは無病息災・厄除けを願う縁起物とされ、全国各地で行われる「ほおずき市」は夏の風物詩として知られています。鮮やかな朱色が美しいですよね。

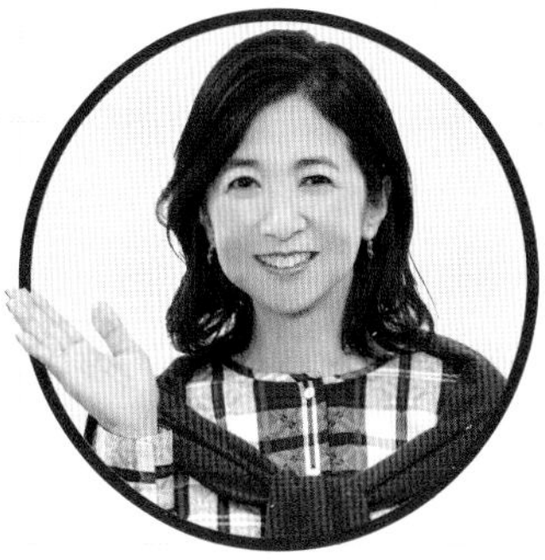

**ヒント**

| | | |
|---|---|---|
| ホオズキ | ハコベ | モクレン |
| スダチ | ワサビ | カラタチ |

## 13 漢数字入り四字熟語クイズ

□に漢数字を入れて、四字熟語を完成させてください。

① 岡目□目

② □切合切

③ 贅沢□昧

④ 陰陽□行

⑤ 北斗□星

⑥ □律背反

⑦ 議論□出

⑧ □歳□唱

⑨ □望□里

⑩ □人□首

⑪ □山□水

⑫ □死□生

⑬ □□□計

⑭ □□□縄

# 漢字教養トリビアクイズ⑮ 解答

## 1 日本の民謡クイズ

①五木、②日本橋、③安来、④佐渡、⑤牛追、⑥あいづばんだいさん、
⑦くろだぶし、⑧かわちおんど、⑨さいたらぶし、⑩しゅんじょしゅぶし、
⑪こんぴらふねふね、⑫えさしおいわけ

## 2 水産業の言葉クイズ

①にゅうぎょけん、②あじろ、③とあみ、④いさりび、⑤びく、⑥ちょうか、
⑦おもかじ、⑧とりかじ

## 3 鳥の漢字クイズ

①鵜、②鶯、③鶉、④鴛、⑤雉、⑥鷹、⑦鵺、⑧隼、⑨鵞、⑩鴫

## 4 仏像クイズ

①あみだにょらい、②みろくぼさつ、③ふどうみょうおう、④あしゅら、
⑤たいしゃくてん、⑥こんごうりきし

## 5 読めるけど書けない漢字クイズ

①曖昧、②潔癖、③燦然、④繊維、
⑤蜥蜴、⑥奮闘、⑦羊羹、⑧輪郭

## 6 暑さの言葉クイズ

①温気、②暑気、③向暑、④薄暑、⑤酷暑、⑥極暑、⑦猛暑、⑧大暑、⑨炎暑、
⑩溽暑

## 7 ことわざ漢字クイズ

①**捕らぬ狸(たぬき)の皮算用**　意味：手に入るかどうかわからないものを期待して計画を立てること

②**江戸っ子は宵(よい)越しの銭は持たぬ**　意味：粋な江戸っ子はその日の収入はその日のうちに使い切り、お金に対してケチケチしない

③**勝てば官軍負ければ賊(ぞく)軍**　意味：理はどうあれ強い者が正義者となるということ

④**賽(さい)は投げられた**　意味：事を始めてしまった今となっては、もはや決行するしかない

⑤**偕老同穴(かいろうどうけつ)**　意味：夫婦が仲むつまじく添い遂げること

⑥**阿吽(あうん)の呼吸**　意味：２人以上で物事を行うさいに息が合っていること

⑦**雨晴れて笠（かさ）を忘る**　意味：困難が去ると、そのときに受けた恩をすぐに忘れてしまうこと

⑧**縁は異（い）なもの味なもの**　意味：男女の縁はどこでどう結ばれるかわからず、不思議でおもしろいものである

## 8 魚へんの漢字クイズ

①鰻、②鮲、③鱵、④鯐、⑤魹、⑥鮸、⑦鰉、⑧鮖

## 9 世界の国名・漢字略称クイズ

①愛、②亜、③墺、④沙、⑤瑞、⑥西、⑦錫、⑧委、⑨秘、⑩葡、⑪馬、⑫蒙

## 10 共通部首当てクイズ

①氵（さんずい：汁汀池沢泣泊）、②亻（にんべん：侍付件伏仲保）、③心（こころ：忘忍念怠悪怒）、④⻌（しんにょう：迄近迷造連週）、⑤艹（くさかんむり：花苺芯草苦苗）、⑥⺮（たけかんむり：符笛答筋筒節）、⑦彳（ぎょうにんべん：往彼徒御循征）、⑧扌（てへん：払扱技招抹挑）、⑨宀（うかんむり：安完宗宝室宣）、⑩忄（りっしんべん：性悔怖悟情惜）、⑪力（ちから：動劫勘効勃）、⑫刂（りっとう：判到則剤剛剰）、⑬广（まだれ：序床店庫座庭）

## 11 ものの数え方漢字クイズ

①宇、②折、③口、④足、⑤体、⑥挺、⑦枚、⑧顆

## 12 植物の漢字クイズ

①カラタチ、②スダチ、③ホオズキ、④モクレン、⑤ワサビ、⑥ハコベ

## 13 漢数字入り四字熟語クイズ

①岡目八目、②一切合切、③贅沢三昧、④陰陽五行、⑤北斗七星、⑥二律背反、⑦議論百出、⑧万歳三唱、⑨一望千里、⑩百人一首、⑪千山万水、⑫万死一生（九死一生も可）、⑬三十六計、⑭七五三縄

お疲れ様でした。

実は私、こうしたトリビア系のクイズは比較的得意なんですけど、この本の後半にあるようなパズル系の問題って苦手なんですよね。「意外だ」っていわれることもありますけど。

でも、漢字のクイズを解くこと自体は大好きなので、私もみなさんといっしょに楽しんで取り組んでいきたいと思っています。

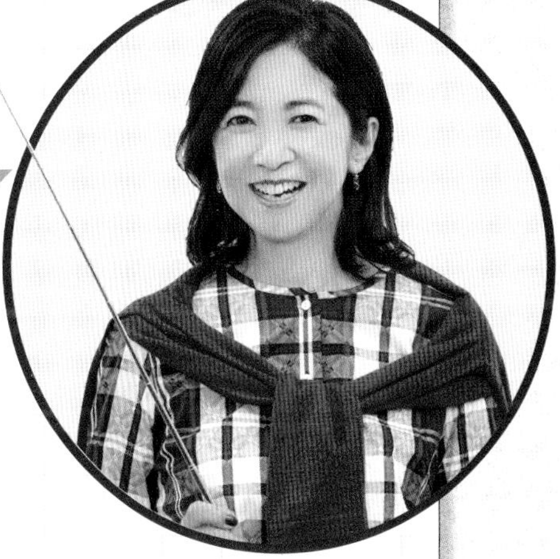

## 本や新聞を「音読」すれば

# 脳の働く範囲が大幅に広がり 脳の司令塔「前頭前野」が活性化します

東北大学教授　川島隆太（かわしまりゅうた）

### 年を重ねるほど 脳の機能は低下する

人間の脳は、さまざまな機能を備えています。脳の機能が衰えると、物忘れが多くなったり、注意力の低下が顕著になったりします。スーパーに行ったけれど何を買えばいいのか忘れた、コンロの火を消し忘れた……などというのも、脳の老化のシグナルといえるでしょう。

#### ●脳の衰えチェックリスト

- ☐ 物を置いた場所が わからなくなることがある
- ☐ 最近の出来事や会話などを 思い出せないことがある
- ☐ 今日が何月何日かわからないことが ある
- ☐ 会話中にいおうとしている言葉が 思い出せないことがある
- ☐ 以前にいったことを忘れて同じ話を 同じ人にいってしまうことがある
- ☐ お金の計算や旅行の計画などが 困難なことがある
- ☐ 家事をするのに 時間がかかるようになった
- ☐ すべての物事が面倒に感じる

正常 → 軽度認知障害（MCI） → 認知症

※1個でも当てはまればMCIの恐れあり。

また、意欲が低下して新しいことに取り組めなくなってきたという人はいないでしょうか。感情を抑えられなくなり、イライラして怒りっぽくなることもあります。

人間の脳の大部分を占める大脳は「前頭葉」「頭頂葉」「側頭葉」「後頭葉」の４つの部分に分けられます。その中で認知機能をつかさどり、最も重要な働きをするのが、前頭葉にある「前頭前野」という部分です。

前頭前野は「考える」「記憶する」「アイデアを出す」「感情をコントロールする」「判断する」「応用する」など、非常に重要な役割を担っています。前頭前野は、人間らしく健康的に生きていくために必要不可欠な機能を備えているのです。

脳の老化はすなわち、前頭前野の働きの低下を意味します。認知機能が衰えると、日常生活や社会生活を送ることが困難になってきます。人間らしい生活を維持するためには、前頭前野の衰えを防ぎ、活性化させることが、何よりも大切なのです。

### 音読をすると 脳の広い範囲が働く

前頭前野を活性化させるために、おすすめしたい習慣が「本や新聞などを声に出して読む音読」です。

声を出さずに文章を読む「黙読」でも脳は活性化しますが、音読をすると、脳のより多くの場所が活発に働き出し、記憶力などの認知機能が高まることがわかっています。

## 脳の老化を防ぐ前頭葉の鍛え方

前頭葉は、脳の司令塔の役割を持ち、物事を考えたり、記憶したり、行動に移したりするなど、意思決定を調節している重要な器官。前頭葉の大部分を占める「前頭前野」は、記憶・判断・感情の調節などをつかさどり、人間らしく生きるために不可欠な組織となっている。

最新の脳科学では、単純な計算や簡単な文字を扱う問題を速く解いたり、音読をしたりすることが、脳の前頭葉を鍛えるのに有効であると確かめられている。

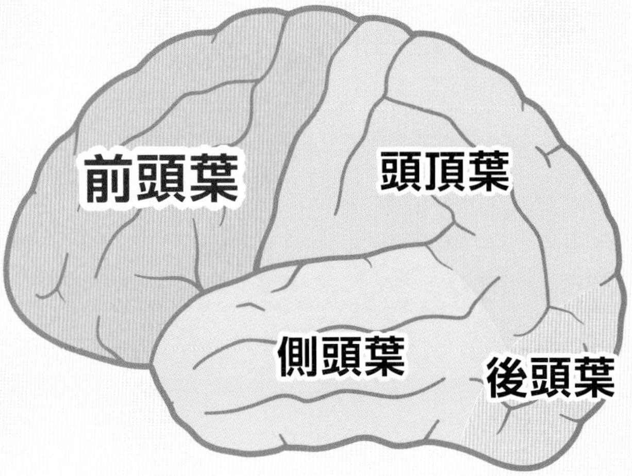


言葉には、文字で伝える「文字的言語」と、音で伝える「音声的言語」という２つの側面があります。この２つは、脳の中でそれぞれ異なるしくみを使って、入力された情報を処理しています。

例えば、音読の場合は、まず文字を目で読んで情報として入力し、それを声として口から出して、さらに発声した音を自分の耳で聞くことになります。つまり、文字的言語のしくみと音声的言語のしくみを同時に使うので、脳のより広い範囲が働くのです。

一方、黙読の場合は、文字的言語のしくみしか使いません。つまり、黙読は、音読ほど脳を働かせないのです。

脳には、複雑なしくみを使うことを喜ぶという性質があります。音読をするときと黙読をするときは、脳の働く場所はほぼ同じです。ところが、音読の場合は、脳の働く範囲が黙読の場合より大幅に広くなり、大脳の70％以上もの神経細胞が活発に働くことがわかっています。

### 毎朝の音読を習慣にしよう

実際、音読によって認知症が回復した例も少なくありません。

例えば、98歳の軽度のアルツハイマー型認知症の女性は、自分が誰かさえわからない状態でした。ところが、音読を中心にした学習療法を１年間続けたところ、認知機能が大幅にアップしたのです。

音読する文章は、どんなものでもかまいませんが、自分がおもしろく感じるものが長続きします。本はもちろんのこと、新聞のコラムや社説を音読するのもいいでしょう。

音読をする時間帯は、午前中がおすすめ。脳には活発に働く時間と働きが低下する時間があります。脳の司令塔である前頭前野がよく働くのは「午前中」です。午前中をピークに午後から少しずつ下がり、夜はあまり働きません。明け方の午前４時ごろに最も働きが落ちてしまいます。

１日の脳の働きのリズムを見ると、前頭前野の機能を活発にするには、午前中に脳を使うことがポイント。朝、音読で脳を積極的に使えば、脳の衰えも防ぐことができるのです。

朝の音読を毎日の習慣にすれば、記憶力や思考力などの認知機能の改善も大いに期待できます。認知症を寄せつけないためにも、ぜひ実践してください。

## 漢字パズルを毎日実践すれば

# 「前頭前野」の血流が増え、記憶力や判断力アップに有効と判明しました

### 人間らしく生きるには前頭前野の活性化が大切

前のページで紹介した「音読習慣」は、脳の若返り効果が期待できます。それに加え、本書に収録した漢字パズルなどの問題を繰り返し解くことで、脳はがぜん冴えてくるのです。

脳の認知機能をつかさどっているのが、大脳の前頭葉にある前頭前野です。認知機能とは、思考や判断、記憶、意欲、計算、想像など高度な脳の活動のこと。人間が人間らしく生きるためには、前頭前野が最も大事な存在といえます。

人間と動物を比較しても、前頭前野は大きく違ってきます。人間の前頭前野は大脳の約30%を占めていますが、動物の中で最も脳が大きいチンパンジーなどでも7～10%ほど。人間の前頭前野がいかに大きいかが、よくわかります。

脳のほとんどの機能は加齢とともに低下し、認知機能も例外ではありません。人間らしい生活を送るためには、認知機能をつかさどる前頭前野を鍛え、活性化することが重要です。

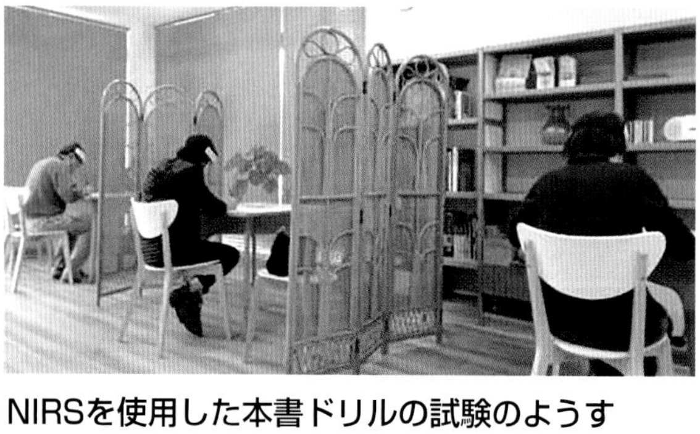

NIRSを使用した本書ドリルの試験のようす

● トポグラフィ画像(脳血流測定)

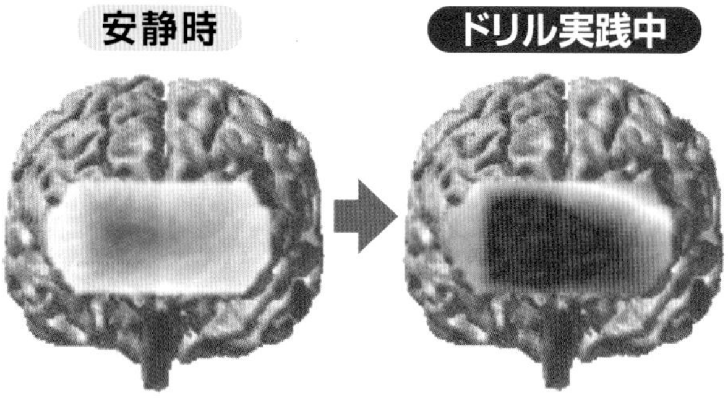


ドリルを実践する前の前頭前野の血流

赤い部分は脳の血流を表している。ドリルの試験中に血流が向上した

目に見えない脳の働きを計測するのはなかなか難しいのですが、「NIRS(近赤外分光分析法)」という方法で、前頭前野の活性化度を調べることができます。

NIRSは、太陽光にも含まれる光を使って前頭前野の血流を測定できる機器です。前頭前野の血流が増えていれば、脳が活性化している証拠。逆に血流が変わらなければ、活性化していないことになります。

### 全33種類の脳ドリルで脳の血流が促進した

私たちは、脳ドリルによって前頭前野が活性化するのかどうか、NIRSを使って実際に調べてみました。

試験は2020年12月、新型コロナウイルスの感染対策を十分に行ったうえで実施しました。対象者は60～70代の男女40人です。全員、脳の状態は健康そのもので、脳出血や脳梗塞(こうそく)など、脳の病気の既往症はありません。

試験に参加していただいた方には「漢字」「計算」「言葉」「論理」「知識」「記憶」「変わ

## ●ドリル種類別の脳活動

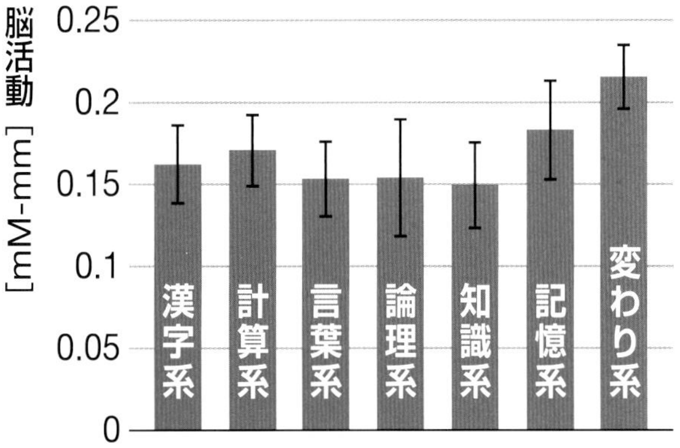


出典：系統別の有意差「脳血流量を活用した脳トレドリルの評価」より

## ●漢字系ドリルの脳活動

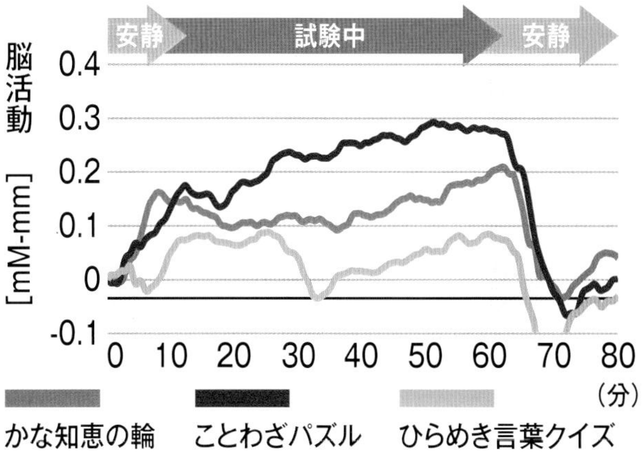


出典：漢字系ドリルの脳活動「脳血流量を活用した脳トレドリルの評価」より

り系」の７系統、計33種類の脳ドリルを解いていただきました。

飽きてしまっては意味がないので、脳ドリルはどれも楽しく解けるものばかりです。

例えば、「時代劇間違い探し」や「ことわざ百人一首」「チラリ四字熟語」など、脳ドリルのタイトルを見ただけでも、ワクワクしてきませんか。実は、脳ドリルを楽しく解くというのも、前頭前野を活性化させる大事な要素なのです。

試験では、全33種類の脳ドリルを分担し、１人当たり15種類の問題を解いてもらいました。その結果、すべての脳ドリルが、安静時と比較して、前頭前野の血流をアップさせることがわかりました。そのうち27種は、顕著に血流が増加しました。

つまり「漢字」「計算」「言葉」「論理」「知識」「記憶」「変わり系」のすべての脳ドリルで、前頭前野を活性化でき、記憶力や判断力のアップに役立つことがわかったのです。

## 前頭前野を元気にする漢字パズルは朝に実践

本書には、試験で検証したものと同種のドリルの中から、漢字系のパズル問題を厳選して収録しています。

毎日の習慣の１つとして、漢字パズルを積極的に取り入れることをおすすめします。行うのは午前中がおすすめ。朝は、脳が最も働く時間帯。その時間帯に実践すると、脳はぐんぐん若返ってくるはずです。

漢字パズルを行うさいのコツは、制限時間内にできるだけ速く解くこと。速く解かなければいけないというプレッシャーが、前頭前野によい刺激を与えるからです。

もう１つ、わからないからといって、時間をかけすぎるのはよくありません。わかるまで考えるより、多くの問題をスピーディーにこなすことを心がけてください。たとえ問違っていたり、わからなかったりしても、素早く答えていくことで脳の血流は増加し、前頭前野も活性化するのです。

また、脳はとても飽きっぽいところがあります。毎日、同じ種類の問題ばかり解くのはいただけません。

本書は、600問を超える漢字パズルを収録しています。

毎日、違った種類の漢字パズルを解くことで新しい刺激がもたらされ、脳のさらなる活性化が期待できます。

脳の機能は年齢とともに衰えてきますが、いくつになっても鍛え直すことができます。漢字パズルを習慣にすれば、脳はいきいきと働くようになってきます。

# 毎日脳活スペシャル 漢字脳活ひらめきパズルの効果を高めるポイント

## ポイント1 毎日続けることが大切

「継続は力なり」という言葉がありますが、漢字パズルは毎日実践することで、脳が活性化していきます。２～３日に１度など、たまにやる程度では効果は現れません。また、続けていても途中でやめると、せっかく若返った脳がもとに戻ってしまいます。毎日の日課として、習慣化するのが、脳を元気にするコツだと心得てください。

## ポイント2 1日2ページ、朝食後の午前中に

１日のうちで脳が最も働くのが午前中です。できるかぎり、午前中に取り組みましょう。一度に多くの漢字ドリルをやる必要はなく、１日２㌻でOK。短い時間で集中して全力を出し切ることで、脳の機能は向上していくのです。また、空腹の状態では、脳はエネルギー不足。朝ご飯をしっかり食べてから行いましょう。

## ポイント3 できるかぎり静かな環境で

静かな環境で取り組むことがポイントです。集中しやすく、脳の働きもよくなります。テレビを見ながらや、ラジオや音楽を聴きながらやっても、集中できずに脳を鍛えられないことがわかっています。周囲が騒がしくて気が散る場合は、耳栓を使うといいでしょう。

## ポイント4 制限時間を設けるなど目標を決めて取り組む

目標を決めると、やる気が出てきます。本書では、年代別に制限時間を設けていますが、それより少し短いタイムを目標にするのもいいでしょう。解く速度を落とさずに、正解率を高めていくのもおすすめです。１ヵ月間連続して実践するのも、立派な目標です。目標を達成したら、自分にご褒美をあげると、さらに意欲も出てきます。

## ポイント5 家族や友人といっしょに実践する

家族や友人といっしょに取り組むのもおすすめです。競争するなどゲーム感覚で実践すると、さらに楽しくなるはずです。何よりも、「脳を鍛える」という同じ目的を持つ仲間と実践することは、とてもやりがいがあります。漢字ドリルの後、お茶でも飲みながらコミュニケーションを取ることも、脳の若返りに役立つはずです。

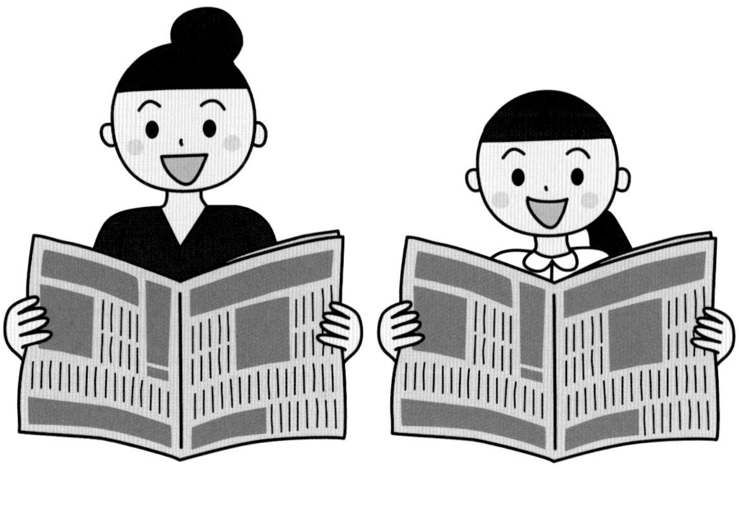

とにかく楽しい厳選問題！

# 大人気脳トレ「漢字パズル」15

## 記憶力・認知力アップ

問題を手がかりに一時的に覚える「短期記憶」と子供のころに習った漢字など「思い出す力」を鍛えます。

1・16日目 読み方競争
6・21日目 立体漢字パズル
9・24日目 意味から熟語探し
12・27日目 バラバラ言葉

立体漢字パズル

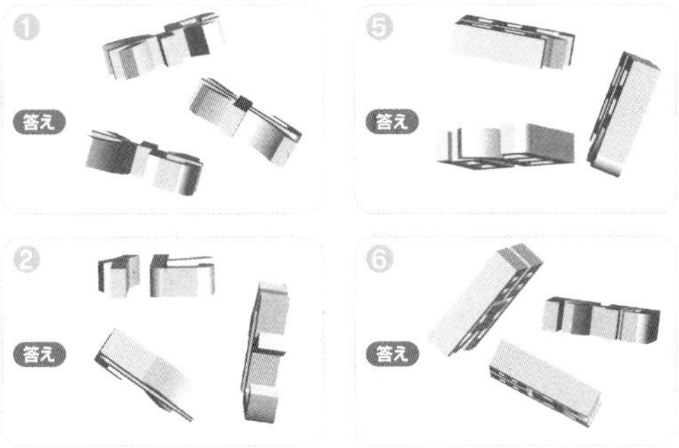

## 注意力・集中力アップ

指示どおりの文字を探したり、浮かび上がった図形から文字を読み取ったりするなど、注意力・集中力が磨かれます。

4・19日目 漢字間違い探し
7・22日目 四字熟語推理クロス
13・28日目 数字つなぎ三字熟語

四字熟語推理クロス

①
悪 候
更点
上波
業種

②
越感
道着
可能
横 幕

③
絵 事
水 寺
好調
見人

④
労省
洗 料
感 量
破廉

⑤
拾 物
味深
肥 児
断 図

⑥
菜種
遮 機
統領
好 手

## 直感力アップ

知識や経験を総動員して、素早く決断を下したり行動に移したりする力が身につきます。

3・18日目 レコード漢字並べ
8・23日目 漢字ジグソー
11・26日目 4ヒント四字熟語
15・30日目 ひらめき二字熟語

レコード漢字並べ

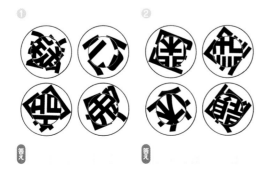

## 思考力・想起力アップ

論理的に考える問題や推理しながら答えを導く問題で、考える力を磨き、頭の回転力アップが期待できます。

2・17日目 同音異義語クイズ
5・20日目 漢字熟語しりとり
10・25日目 つなぎ言葉クロス
14・29日目 反対語強化ドリル

漢字熟語しりとり

① 借 賃 紙 家 用 貸 袋
家 ▶ ▶ ▶

⑤ 称 同 分 愛 期 割 賛
▶ ▶ 愛 ▶

② 真 場 花 単 道 綿 純
単 ▶ ▶ ▶

⑥ 交 当 案 選 弁 考 外
▶ ▶ 選 ▶

# 1日目 読み方競争

実践日

月　日

難易度 3 ★★★☆☆

Aで示された6つの言葉に読み方を振り、それについての問❶～問❹に答えてください。このドリルに関しては、読み方は正答数に含みません。Aが終わったら、Fまで同様に行ってください。

## A

① 世界遺産　読み方
② 広大　読み方
③ 成人式　読み方
④ 一世一代　読み方
⑤ 言語道断　読み方
⑥ 三者三様　読み方

答え

❶「い」が最も多くつく言葉は？
❷ ひらがな4文字の言葉は？
❸ 濁音が最も多い言葉は？
❹「か行」で終わる言葉は？

## B

① 感覚器官　読み方
② 雲海　読み方
③ 異口同音　読み方
④ 皆勤賞　読み方
⑤ 同姓同名　読み方
⑥ 海上保安官　読み方

❶「ん」がつかない言葉は？
❷「い」と「き」がつく言葉は？
❸「う」で始まり、「い」で終わる言葉は？
❹「か行」を最も多く使った言葉は？

## C

① 傍若無人　読み方
② 一切合切　読み方
③ 先発隊　読み方
④ 自給自足　読み方
⑤ 保育園　読み方
⑥ 異端児　読み方

❶ 濁音が最も多い言葉は？
❷ ひらがな4文字の言葉は？
❸「い」が最も多くつく言葉は？
❹「か行」で終わる言葉は？



解答 A❶④❷②❸⑤❹③、①せかいいさん②こうだい③せいじんしき④いっせいちだい⑤ごんごどうだん⑥さんしゃさんよう、B❶⑤❷④❸②❹①、①かんかくきかん②うんかい③いくどうおん④かいきんしょう⑤どうせいどうめい⑥かいじょうほあんかん、C❶①❷⑥❸②❹④、①ぼうじゃくぶじん②いっさいがっさい③せんぱつたい④じきゅうじそく⑤ほいくえん⑥いたんじ

脳活ポイント

## 長期·短期の記憶が鍛えられる

まず漢字の読み方を思い出し、次にその解答から問題を解く流れになるので、直前の答えをよく覚えているほど、早く解答が導けます。また、問題自体も正確に把握する必要があるので、認知力も刺激されます。

目標時間

| 50代まで | 60代 | 70代以上 |
|---|---|---|
| 25分 | 35分 | 45分 |

| 正答数 | かかった時間 |
|---|---|
| ／24問 | 分 |

## D

①雲散霧消
読み方

②社交辞令
読み方

③有象無象
読み方

④一極集中
読み方

⑤横断歩道
読み方

⑥責任転嫁
読み方

| | 答え |
|---|---|
| ❶「ら行」が入った言葉は？ | |
| ❷ひらがな11文字の言葉は？ | |
| ❸3文字めが濁音になる言葉は？ | |
| ❹「う」を最も多く使った言葉は？ | |

## E

①原点回帰
読み方

②必需品
読み方

③遺伝子
読み方

④売買価格
読み方

⑤時事問題
読み方

⑥引退会見
読み方

| | 答え |
|---|---|
| ❶「い」が3つある言葉は？ | |
| ❷濁点が最も多くつく言葉は？ | |
| ❸「さ行」で終わる言葉は？ | |
| ❹「き」と「て」がつく言葉は？ | |

## F

①金平糖
読み方

②紫陽花
読み方

③頭文字
読み方

④相思相愛
読み方

⑤無我夢中
読み方

⑥温存
読み方

| | 答え |
|---|---|
| ❶魚の名前が入っている言葉は？ | |
| ❷「う」が2回つく言葉は？ | |
| ❸ひらがな5文字の言葉は？ | |
| ❹「ん」で終わる言葉は？ | |

解答
D❶②❷④❸⑤❹③、①うんさんむしょう②しゃこうじれい③うぞうむぞう④いっきょくしゅうちゅう⑤おうだんほどう⑥せきにんてんか、E❶⑥❷⑤❸③❹①、①げんてんかいき②ひつじゅひん③いでんし④ばいばいかかく⑤じじもんだい⑥いんたいかいけん、F❶②❷④❸③❹⑥、①こんぺいとう②あじさい③かしらもじ④そうしそうあい⑤むがむちゅう⑥おんぞん

# 2日目 同音異義語クイズ

実践日

月　　日

難易度❷★★☆☆☆

各問の文章の□内には、同じ読みで意味が異なる二字熟語が２つ並んでいます。前後の文脈からどちらの二字熟語が適切かを考えて、適切なほうを○で囲んでください。

❶ 通行を 規制・機制 して治安を確保。

❷ 工場の 機械・器械 が故障した。

❸ 自分の少年時代を 懐古・回顧 する。

❹ 明日から新体制に 移行・移項 する。

❺ 多くの民衆に 指示・支持 され当選した。

❻ 消化 機関・器官 に炎症が見つかった。

❼ 所有権を弟に 移譲・移乗 した。

❽ 手紙に 時好・時候 のあいさつを書いた。

❾ 政府が遺族に 保障・補償 金を払った。

❿ 彼に失敗の責任を 転嫁・転化 した。

⓫ 童謡を 愛称・愛唱 している。

⓬ 緊張すると 交換・交感 神経が興奮する。

⓭ 意味 慎重・深長 な発言だ。

⓮ 総意・創意 工夫して客を喜ばせる。

解答 ❶規制、❷機械、❸回顧、❹移行、❺支持、❻器官、❼移譲、❽時候、❾補償、❿転嫁、⓫愛唱、⓬交感、⓭深長、⓮創意

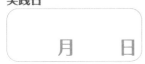

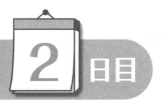

脳活ポイント

## 側頭葉が刺激され想起力を磨く！

文脈から正しい二字熟語を推測するので、言語理解を担う側頭葉が大いに刺激されます。また、熟語を思い出すことにより、想起力と思考力も磨かれる効果が期待できます。

目標時間

| 50代まで | 60代 | 70代以上 |
|---|---|---|
| 15分 | 25分 | 30分 |

正答数　／28問

かかった時間　分

⑮ 楽団の [指揮・士気] をする。

⑯ [布教・不況] を乗り切る方法を考える。

⑰ 彼は礼儀正しくなかなか [感心・関心] だ。

⑱ [絶対・絶体] 絶命のピンチになった。

⑲ 強敵に [完全・敢然] と立ち向かう。

⑳ 宴会の [幹事・監事] をすることになった。

㉑ 政治家の [講演・公演] を聴いた。

㉒ 質問には [的確・適格] に答えたい。

㉓ 昔から [以前・依然] として変わらない。

㉔ 終始 [一貫・一環] した態度を保つ。

㉕ 彼の書く字には [特徴・特長] がある。

㉖ 彼の身元を [保証・保障] する。

㉗ 社会問題の [核心・確信] に迫る。

㉘ [加重・過重] 労働に耐えて生活する。

解答 ⑮指揮、⑯不況、⑰感心、⑱絶体、⑲敢然、⑳幹事、㉑講演、㉒的確、㉓依然、㉔一貫、㉕特徴、㉖保証、㉗核心、㉘過重

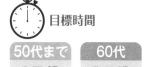

# 3日目 レコード漢字並べ

実践日

月　日

難易度3 ★★★☆☆

各問、四字熟語を構成する４つの漢字の中心部を円形に切り抜き、内側と外側をそれぞれ回転させた形で提示しています。４つの漢字が何かを見極め、それらの漢字でできる四字熟語を答えてください。

①

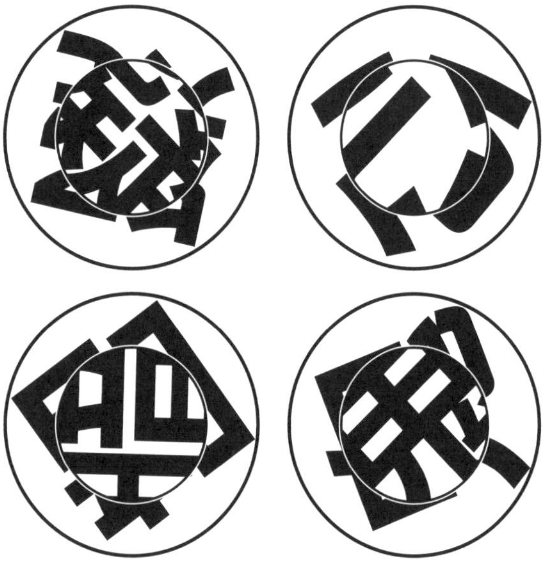

答え

②

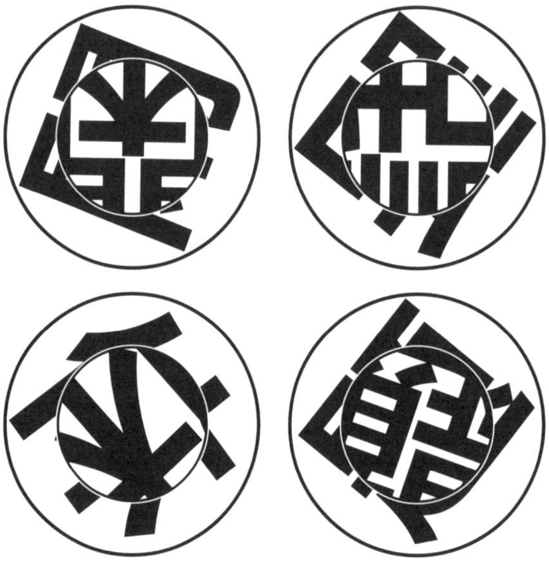

答え

③

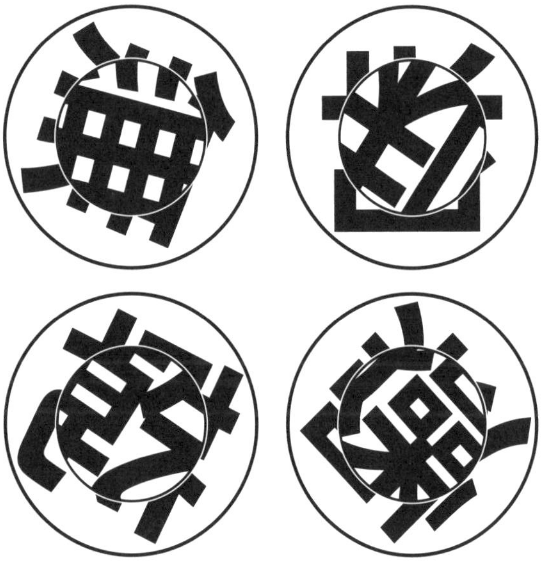

答え

④

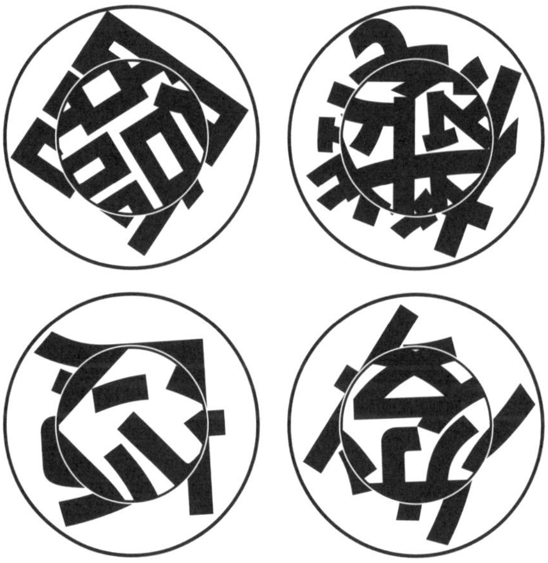

答え



解答 ①疑心暗鬼、②閑話休題、③無味乾燥、④臨機応変

脳活ポイント

## イメージ力を強く鍛える

レコードのような盤面に漢字が内側と外側にズレて書かれているので、それを頭の中で元に戻さなくてはいけません。そのさいに、直感力や発想力・イメージ力が特に磨かれます。

目標時間

| 50代まで | 60代 | 70代以上 |
| --- | --- | --- |
| 10分 | 15分 | 20分 |

正答数 ／8問　かかった時間 分

⑤

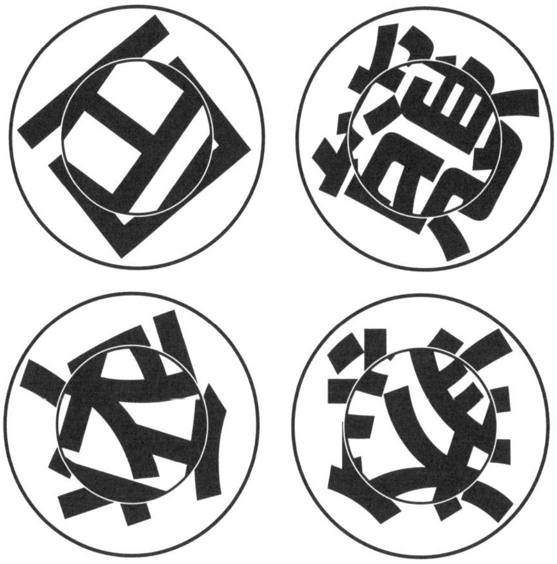

答え

⑥

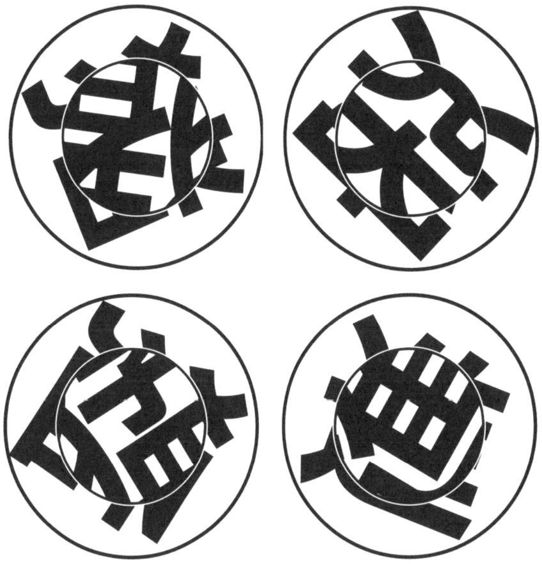

答え

⑦

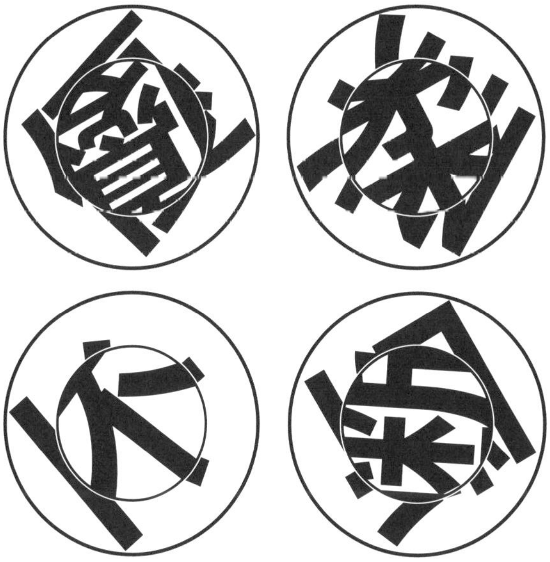

答え

⑧

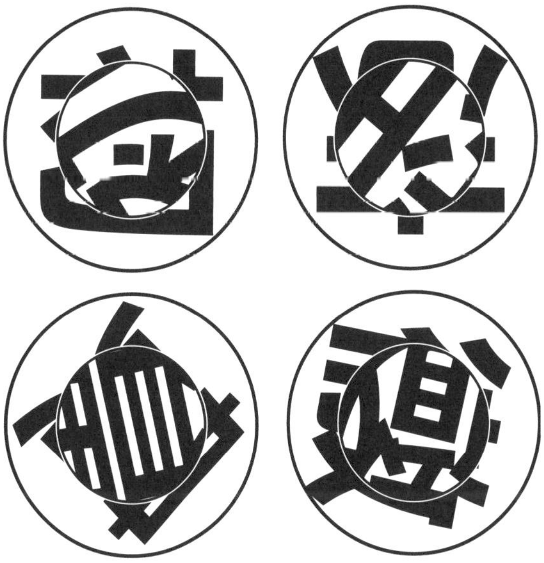

答え

解答 ⑤旧態依然、⑥猪突猛進、⑦優柔不断、⑧初志貫徹

# 4日目 漢字間違い探し

実践日

月　日

難易度3★★★☆☆

漢字の間違い探しです。上の図❶、❸と下の図❷、❹で漢字１文字が別の字になっているところが合計でそれぞれ７ヵ所あります。上と下をよく見比べて、下の異なっている場所を丸で囲んでください。

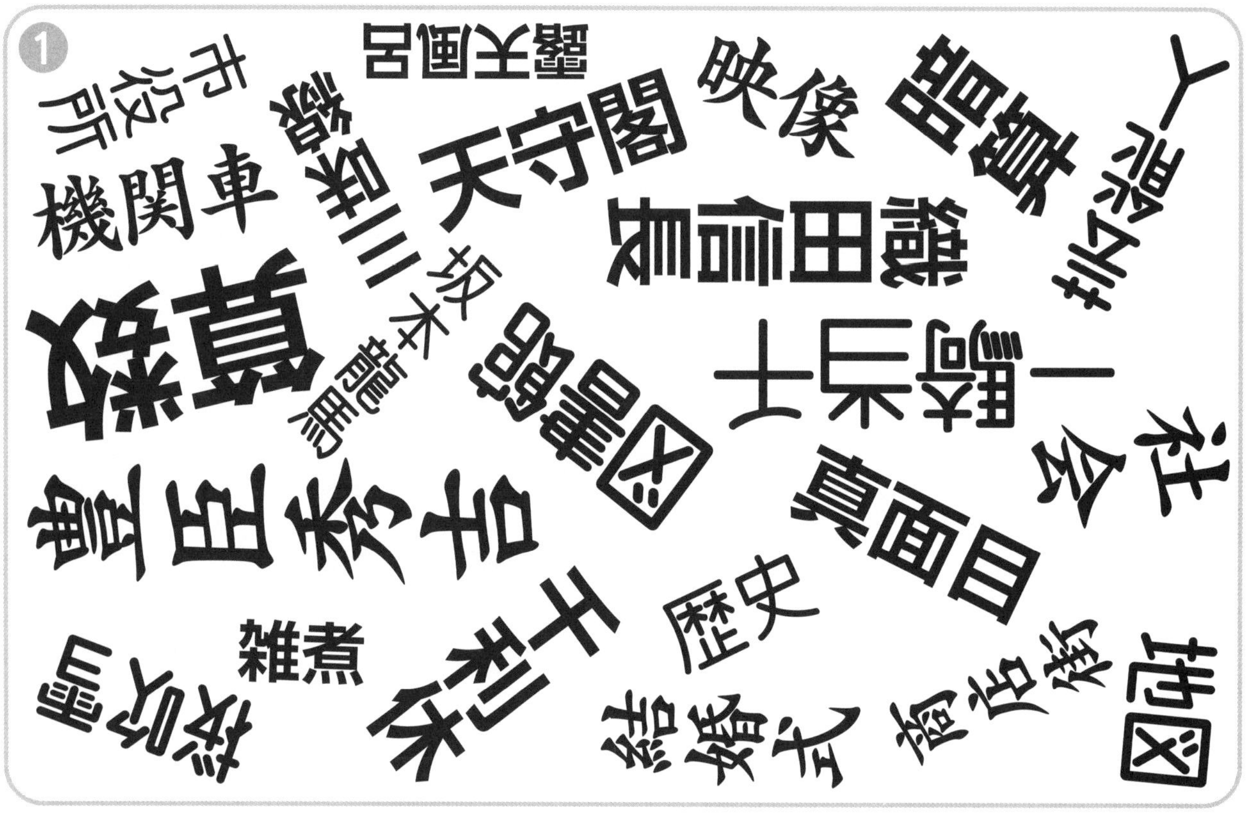

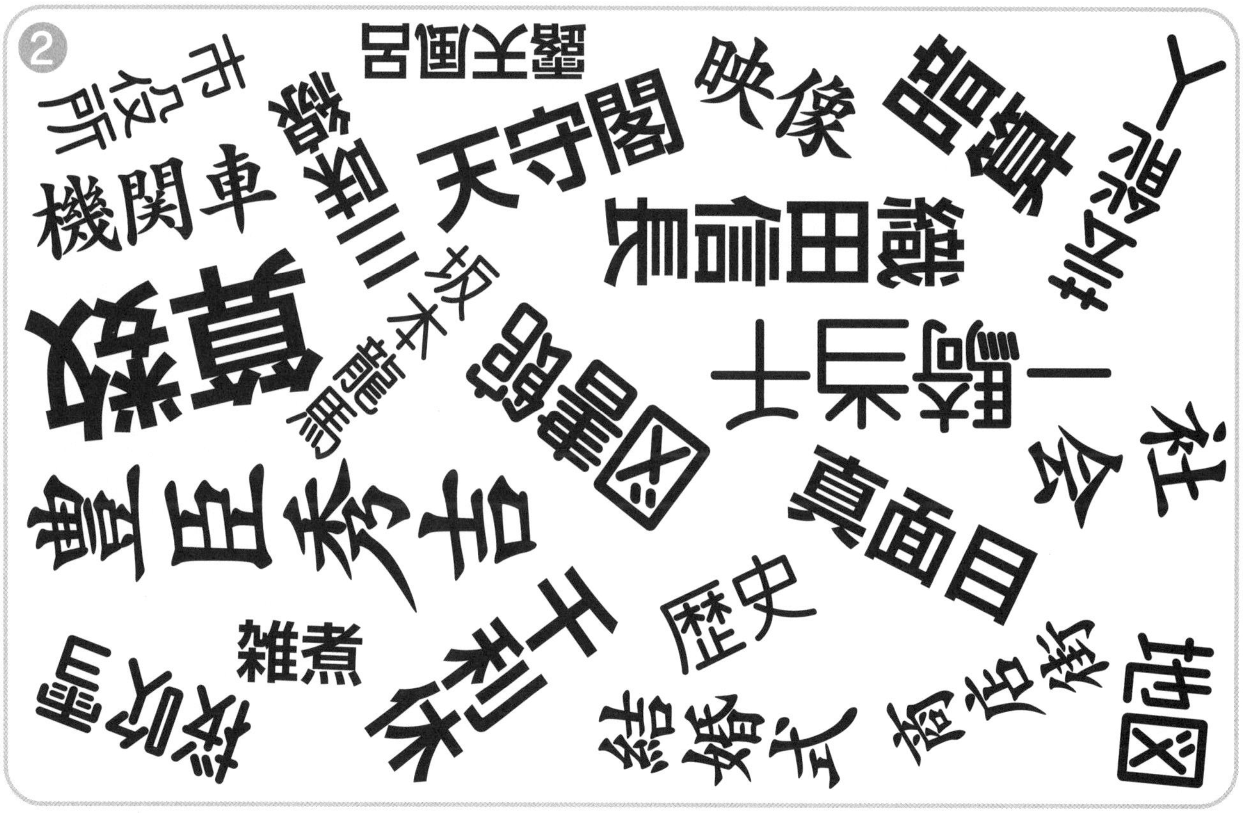

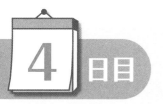

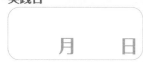

脳活ポイント

## 注意力･集中力が研ぎすまされる

漠然と眺めていては大きな間違いしか見つけられないので、問題を凝視する集中力が必要になります。さらに細かい点に気を配って上下の図を見比べつづけるため、注意力がとても研ぎすまされます。

目標時間

| 50代まで | 60代 | 70代以上 |
|---|---|---|
| 15分 | 25分 | 30分 |

| 正答数 | かかった時間 |
|---|---|
| ／14問 | 分 |

③

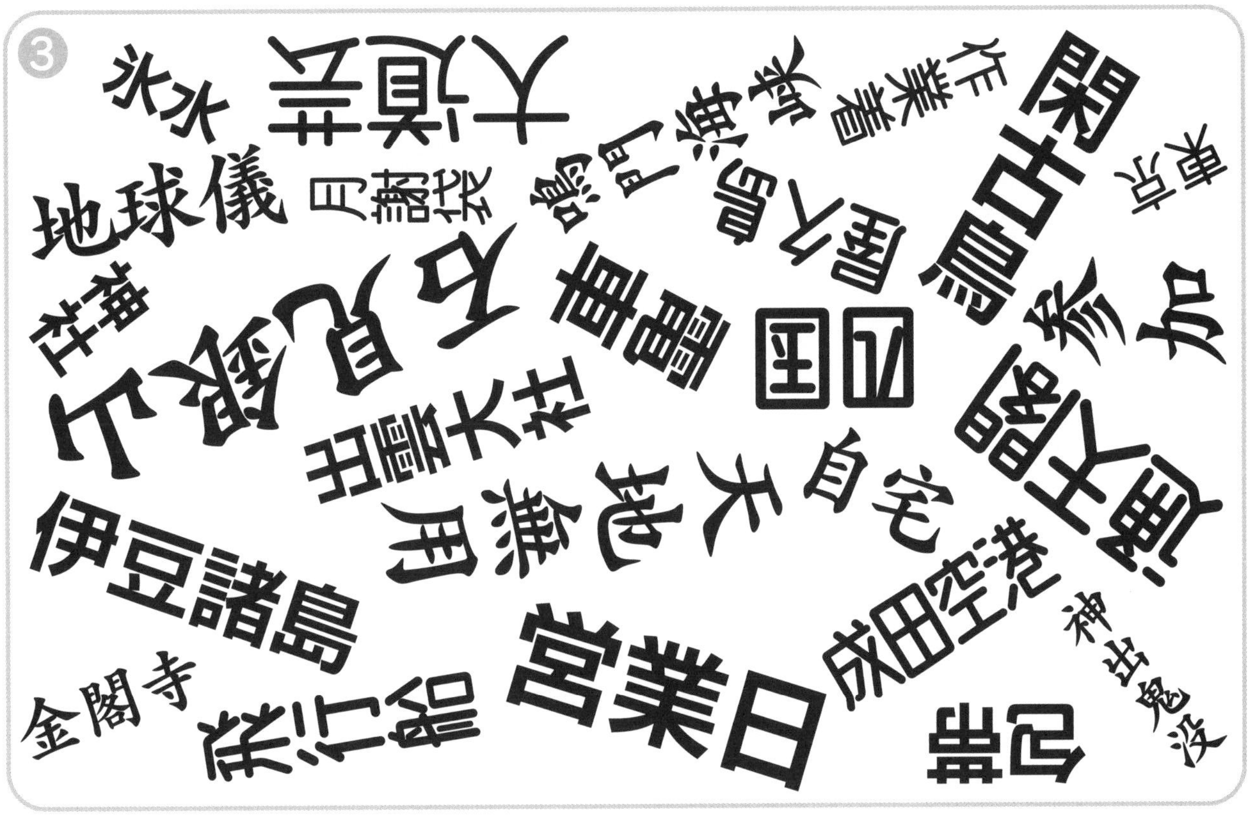

④

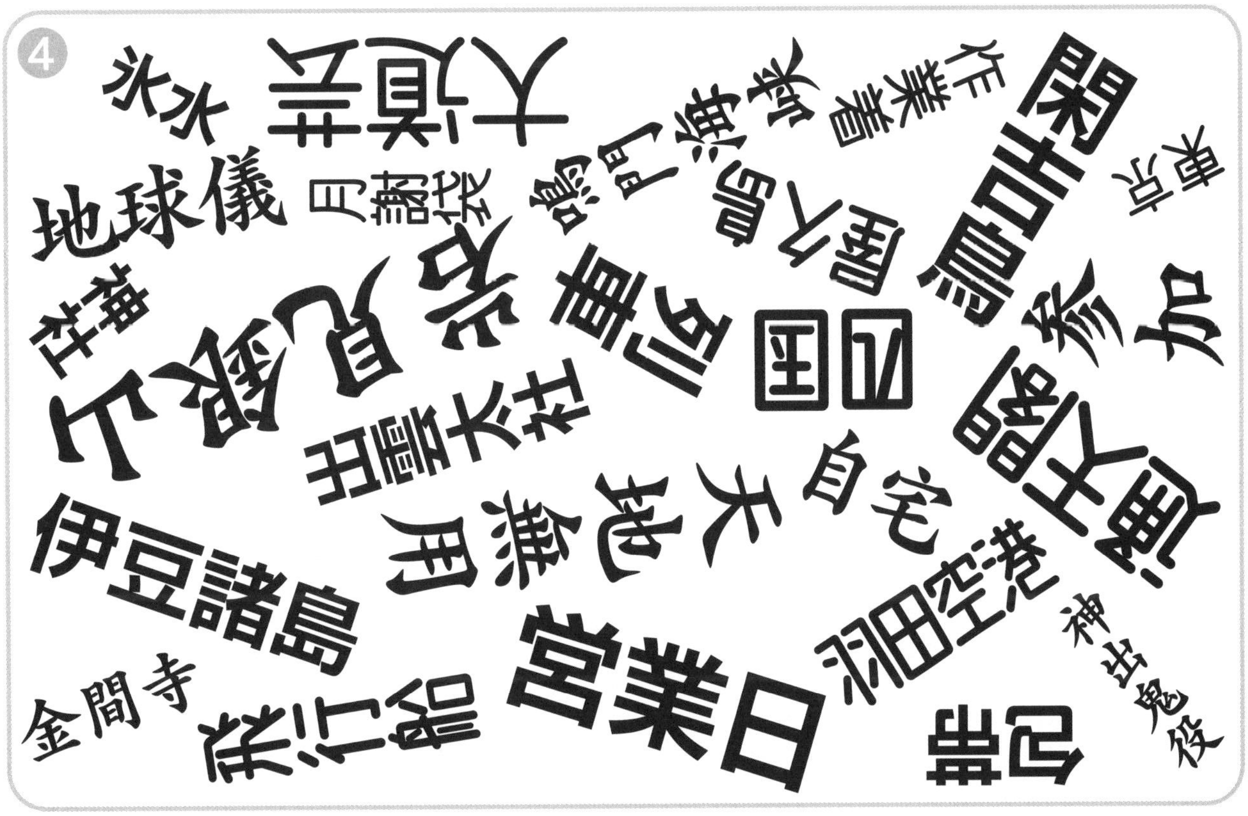

※解答は84ページをご覧ください

# 5日目 漢字熟語しりとり

実践日

月　　日

難易度④★★★★☆

７つの漢字を使い、二字熟語をしりとりで作ります。できた二字熟語の右側の漢字が、次の二字熟語の左側の漢字になります。答えの最初と最後の漢字は１度しか使いません。うまくつながるように埋めてください。

① 借賃紙家用貸袋

家□ ▶ □□ ▶ □□ ▶
□□ ▶ □□ ▶ □□

② 真場花単道綿純

単□ ▶ □□ ▶ □□ ▶
□□ ▶ □□ ▶ □□

③ 射固晶確液的唾

射□ ▶ □□ ▶ □□ ▶
□□ ▶ □□ ▶ □□

④ 蔵経書酒緯写梅

梅□ ▶ □□ ▶ □□ ▶
□□ ▶ □□ ▶ □□

⑤ 称同分愛期割賛

□□ ▶ □□ ▶ 愛□ ▶
□□ ▶ □□ ▶ □□

⑥ 交当案選弁考外

□□ ▶ □□ ▶ 選□ ▶
□□ ▶ □□ ▶ □□

⑦ 成推動立移腹作

□□ ▶ □□ ▶ 動□ ▶
□□ ▶ □□ ▶ □□

⑧ 口葉空桜紅間架

□□ ▶ □□ ▶ 間□ ▶
□□ ▶ □□ ▶ □□



解答
①家賃→賃貸→貸借→借用→用紙→紙袋、②単純→純真→真綿→綿花→花道→道場、
③射的→的確→確固→固唾→唾液→液晶、④梅酒→酒蔵→蔵書→書写→写経→経緯、
⑤分割→割愛→愛称→称賛→賛同→同期、⑥弁当→当選→選考→考案→案外→外交、
⑦推移→移動→動作→作成→成立→立腹、⑧架空→空間→間口→口紅→紅葉→葉桜

脳活ポイント

## 言語中枢を一段と磨く!

熟語をしりとりのようにつなげて並べることで、言語中枢である側頭葉を活性化させる効果が期待できます。また、想起力と洞察力、情報処理力も大いに鍛えられます。

目標時間

| 50代まで | 60代 | 70代以上 |
| --- | --- | --- |
| 30分 | 45分 | 60分 |

正答数 ／16問　かかった時間 分

⑨ 徴 正 穫 象 補 気 収

補□ ▶ □□ ▶ □□ ▶
□□ ▶ □□ ▶ □□

⑩ 片 単 書 隅 独 簡 断

書□ ▶ □□ ▶ □□ ▶
□□ ▶ □□ ▶ □□

⑪ 灯 園 解 田 読 油 消

読□ ▶ □□ ▶ □□ ▶
□□ ▶ □□ ▶ □□

⑫ 夕 挙 行 式 七 刊 列

七□ ▶ □□ ▶ □□ ▶
□□ ▶ □□ ▶ □□

⑬ 声 和 優 令 歌 指 良

□□ ▶ □□ ▶ 和□ ▶
□□ ▶ □□ ▶ □□

⑭ 決 酸 塩 定 辛 食 素

□□ ▶ □□ ▶ 食□ ▶
□□ ▶ □□ ▶ □□

⑮ 績 構 招 結 功 集 成

□□ ▶ □□ ▶ 結□ ▶
□□ ▶ □□ ▶ □□

⑯ 門 明 芝 部 鮮 細 生

□□ ▶ □□ ▶ 鮮□ ▶
□□ ▶ □□ ▶ □□

解答
⑨補正→正気→気象→象徴→徴収→収穫、⑩書簡→簡単→単独→独断→断片→片隅、⑪読解→解消→消灯→灯油→油田→田園、⑫七夕→夕刊→刊行→行列→列挙→挙式、⑬指令→令和→和歌→歌声→声優→優良、⑭決定→定食→食塩→塩辛→辛酸→酸素、⑮招集→集結→結構→構成→成功→功績、⑯芝生→生鮮→鮮明→明細→細部→部門

# 6日目 立体漢字パズル

実践日

月　日

難易度 4 ★★★★☆

❶～❼、⑩～⑯には、さまざまな方向から見た立体の漢字１文字が提示されています。その漢字が何かを答えるとともに、解答となっている７つの漢字を１つずつ用いて三字熟語と四字熟語を作ってください。

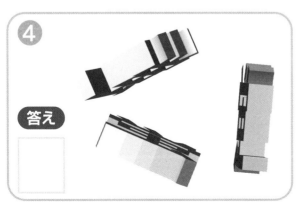

❶

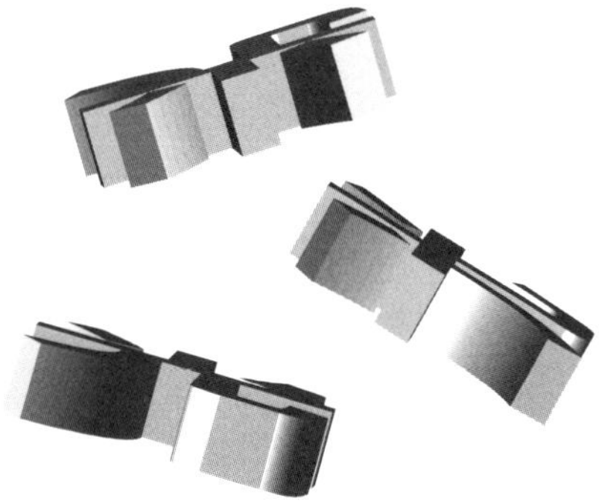

答え

❺

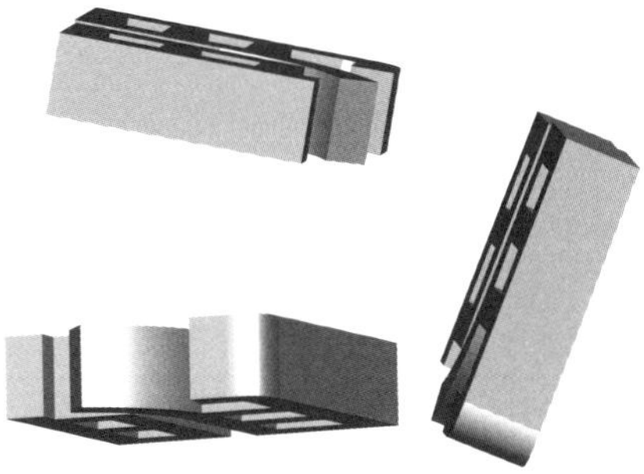

答え

❷

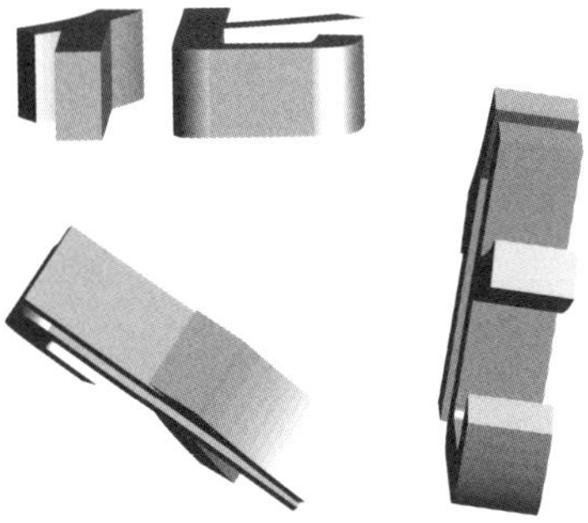

答え

❻

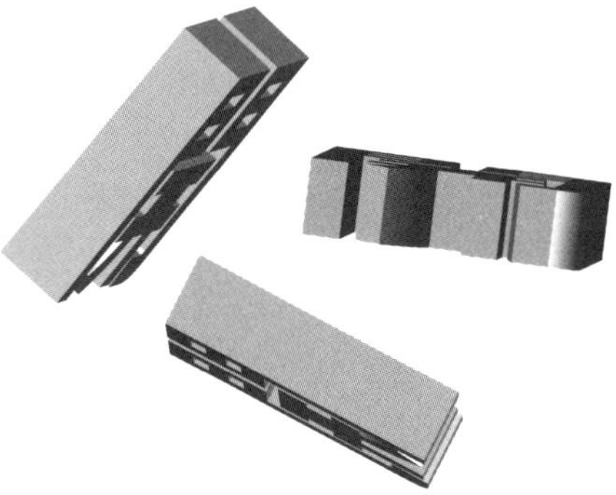

答え

❸

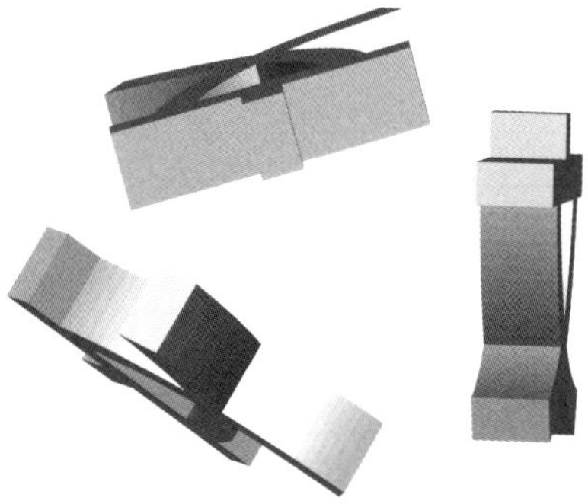

答え

❼

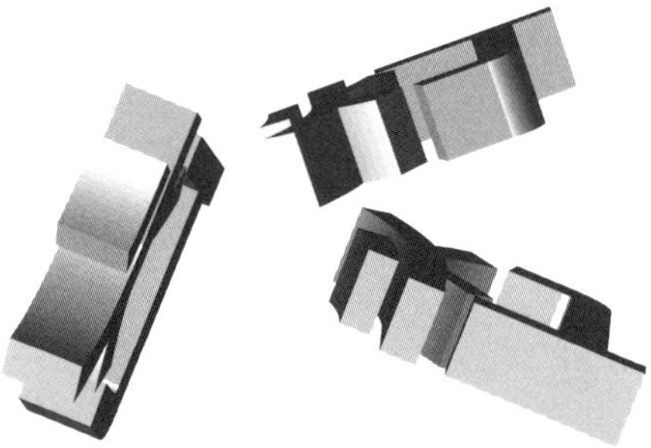

答え

❹

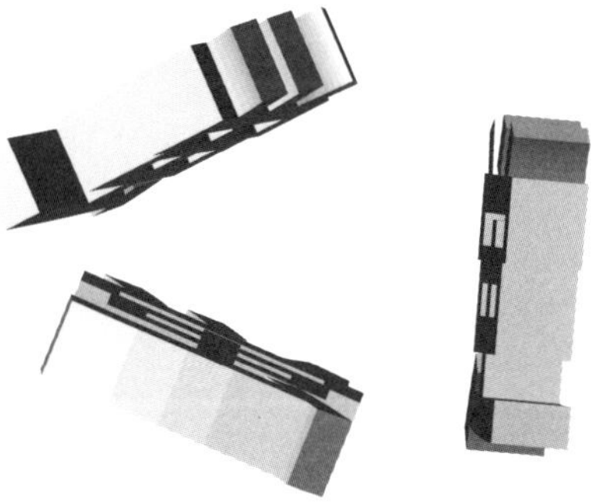

答え

❽ ❶～❼の漢字のうち、3つを使って三字熟語を答えてください

答え

❾ ❶～❼の漢字のうち、４つを使って四字熟語を答えてください

答え



解答 ❶光、❷化、❸文、❹蛍、❺明、❻開、❼灯、❽蛍光灯、❾文明開化

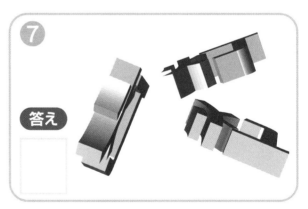

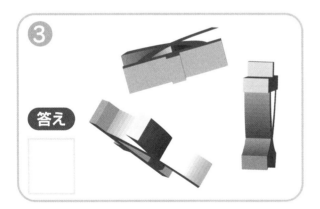

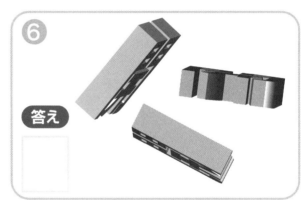

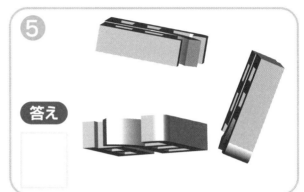

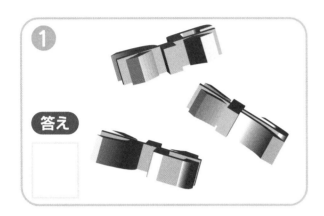

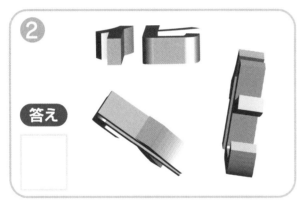

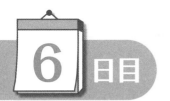

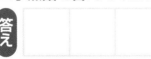

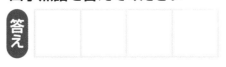

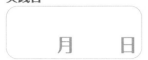

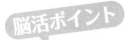

脳活ポイント

# 側頭葉を断然刺激！

さまざまな方向から見た立体の情報を脳で把握することで、認知力アップに大いに役立ちます。また、熟語を作るさいに脳の言語中枢である側頭葉が活性化する効果が見込まれます。

目標時間

| 50代まで | 60代 | 70代以上 |
|---|---|---|
| 6分 | 8分 | 10分 |

正答数 ／18問

かかった時間 分

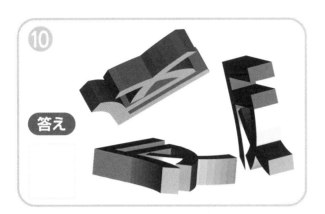

⑩

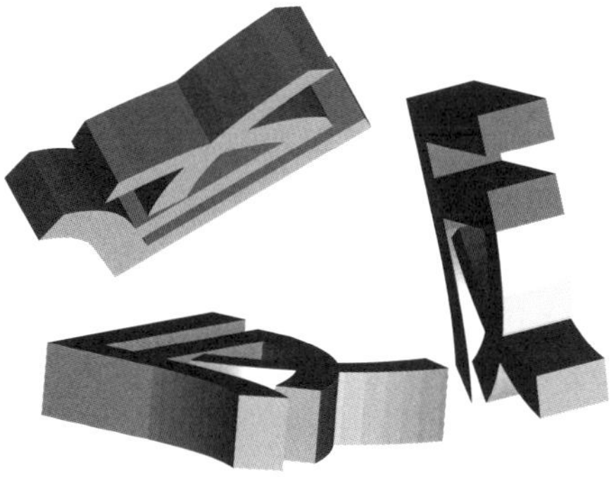

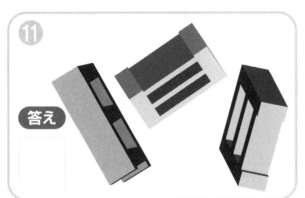

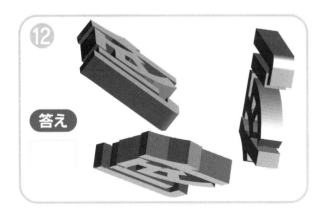

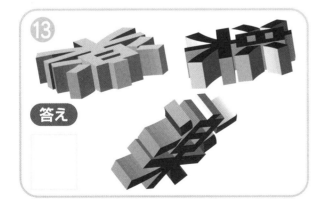

答え

⑭

答え

⑪

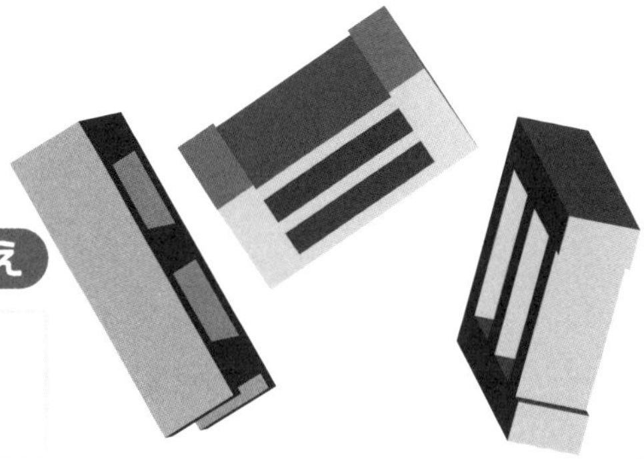

答え

⑮

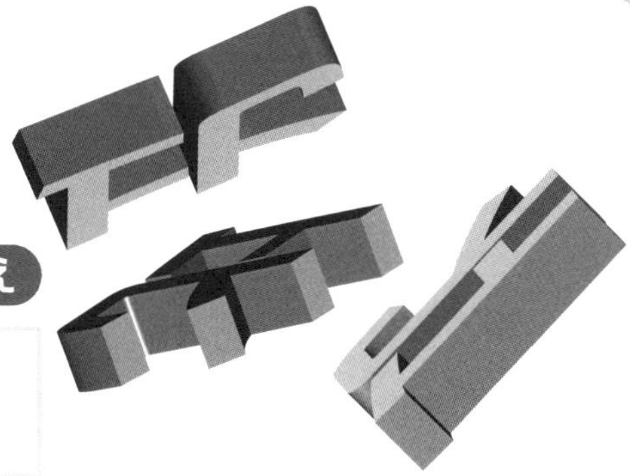

答え

⑫

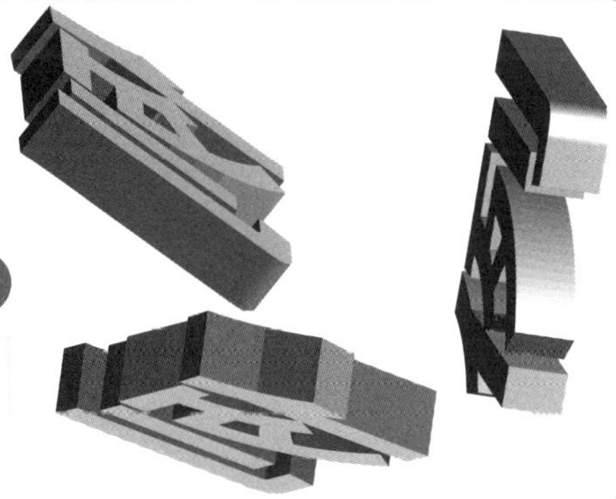

答え

⑯

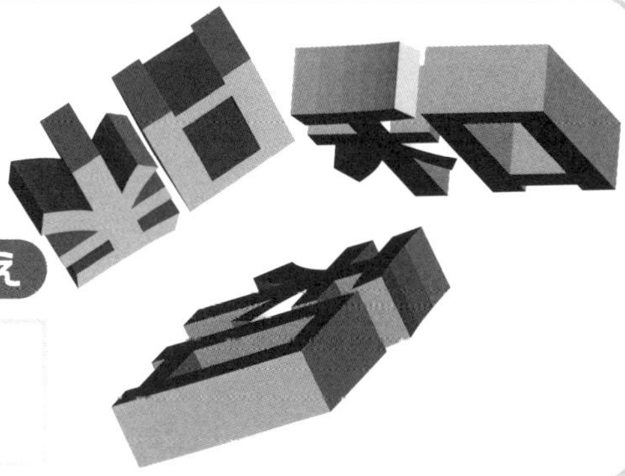

答え

⑬

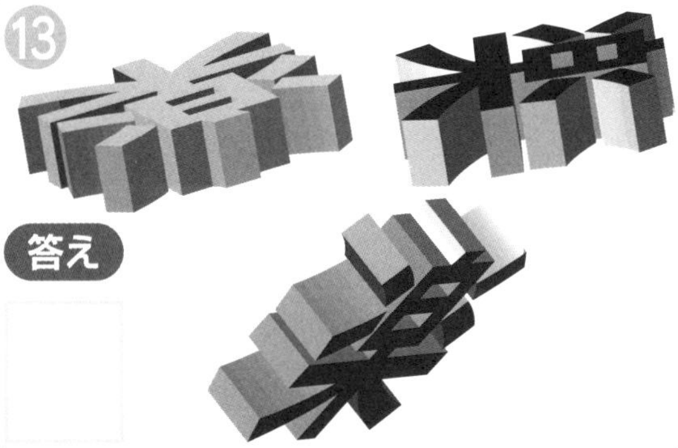

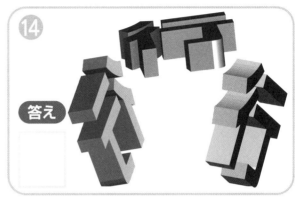

答え

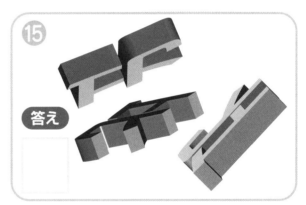

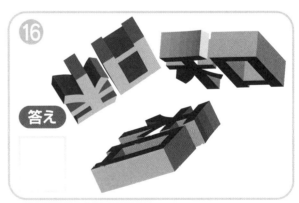

⑰ ⑩～⑯の漢字のうち、3つを使って三字熟語を答えてください

答え

⑱ ⑩～⑯の漢字のうち、4つを使って四字熟語を答えてください

答え

解答 ⑩反、⑪日、⑫例、⑬楽、⑭行、⑮比、⑯和、⑰反比例、⑱行楽日和

# 7日目 四字熟語推理クロス

実践日

月　日

難易度④★★★★☆

各問には４つの三字熟語が並んでいます。それぞれの三字熟語の空欄（□）①～④の漢字を組み合わせると四字熟語になるので、①～④に入る漢字を推理して解答欄に記入してください。

**1**

悪①候
②更点
③上波
④業種

答え ① ② ③ ④

**2**

①越感
②道着
③可能
横④幕

答え ① ② ③ ④

**3**

絵①事
水②寺
③好調
④見人

答え ① ② ③ ④

**4**

①労省
洗②料
感③量
破廉④

答え ① ② ③ ④

**5**

拾①物
②味深
肥③児
断④図

答え ① ② ③ ④

**6**

菜種①
遮②機
③統領
好④手

答え ① ② ③ ④

**7**

議①録
②業団
③意識
屋④裏

答え ① ② ③ ④

**8**

①千本
血②板
用心③
原寸④

答え ① ② ③ ④

**9**

①紅色
無②子
③様性
販④店

答え ① ② ③ ④



解答 ①天変地異、②優柔不断、③空前絶後、④厚顔無恥、⑤得意満面、⑥油断大敵、⑦事実無根、⑧針小棒大、⑨薄利多売

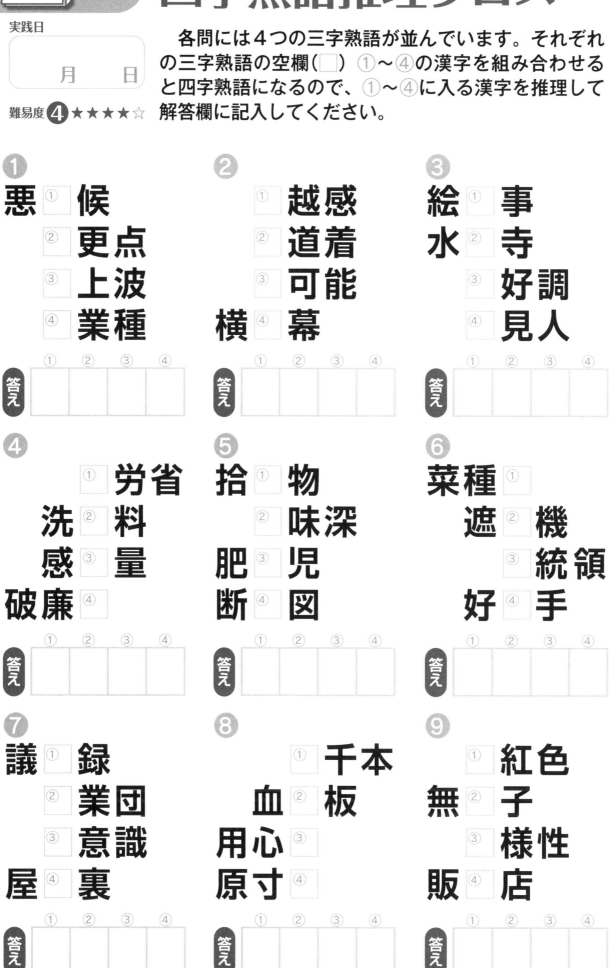

脳活ポイント

## 推理力と言語中枢が発達する

最終的な答えを見つけるのに、いろいろな角度から問題を考える推理力が養えます。見慣れない三字熟語があれば、このさい記憶しましょう。言語中枢が刺激されて、日ごろの会話に語彙が増えるはずです。

目標時間

| 50代まで | 60代 | 70代以上 |
|---|---|---|
| 20分 | 30分 | 40分 |

| 正答数 | かかった時間 |
|---|---|
| ／18問 | 分 |

**⑩**

①宝菜
立②体
③術品
京④形

答え ① ② ③ ④

**⑪**

画①紙
注②力
円③率
④達点

答え ① ② ③ ④

**⑫**

①場感
②関車
③接間
④化球

答え ① ② ③ ④

**⑬**

駅①車
②鼻科
③海道
④呂桶

答え ① ② ③ ④

**⑭**

①候補
護②術
③鱈目
救④主

答え ① ② ③ ④

**⑮**

受①票
違②感
避③針
④伴者

答え ① ② ③ ④

**⑯**

①平目
手羽②
七五③
五④釘

答え ① ② ③ ④

**⑰**

①抗期
真②目
③育者
看護④

答え ① ② ③ ④

**⑱**

①少年
楽②家
若③髪
一昨④

答え ① ② ③ ④

解答 ⑩八方美人、⑪用意周到、⑫臨機応変、⑬馬耳東風、⑭立身出世、⑮付和雷同、⑯舌先三寸、⑰反面教師、⑱青天白日

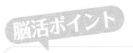

# 8日目 漢字ジグソー

実践日

月　日

難易度④★★★★☆

各問、ある１つの漢字が３つの断片に分かれています。それらのピースを頭の中で組み合わせ、元の漢字１字を当ててください。まず、答えの漢字を思い浮かべ、問題と照らし合わせると答えやすいでしょう。

①
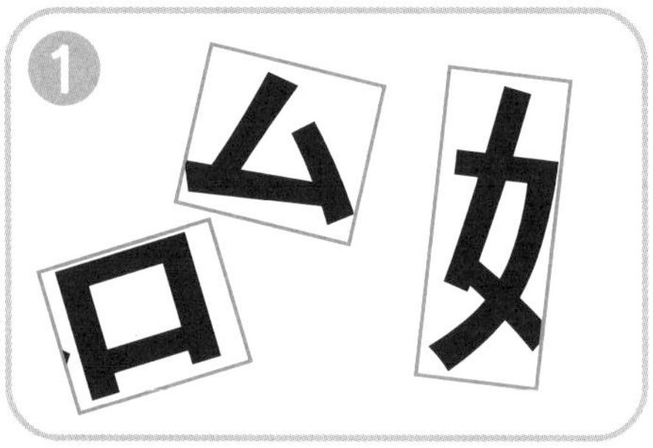
答え

②
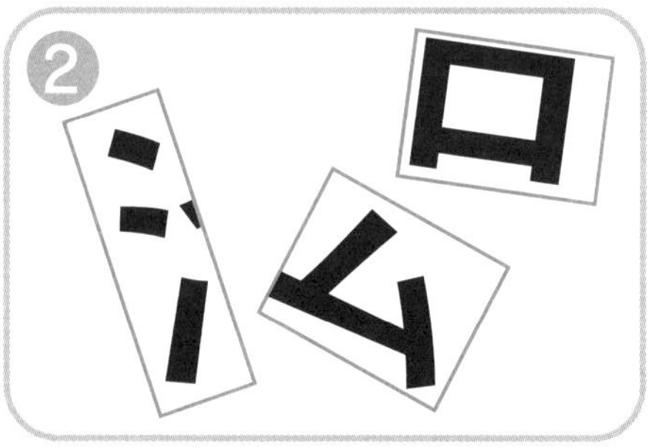
答え

③
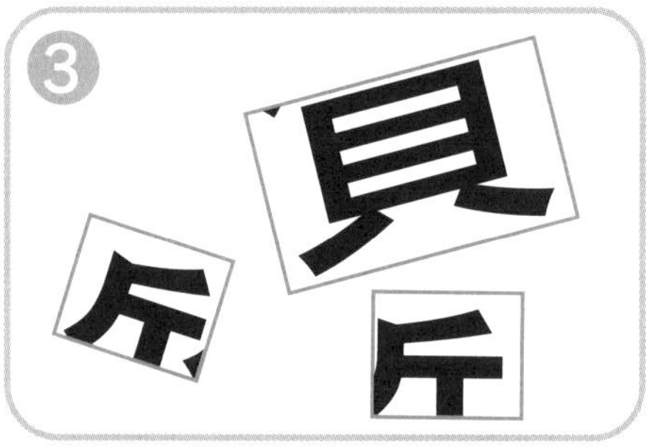
答え

④
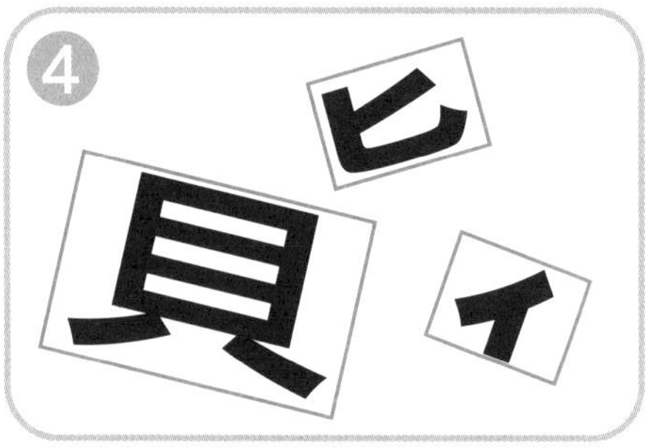
答え

⑤
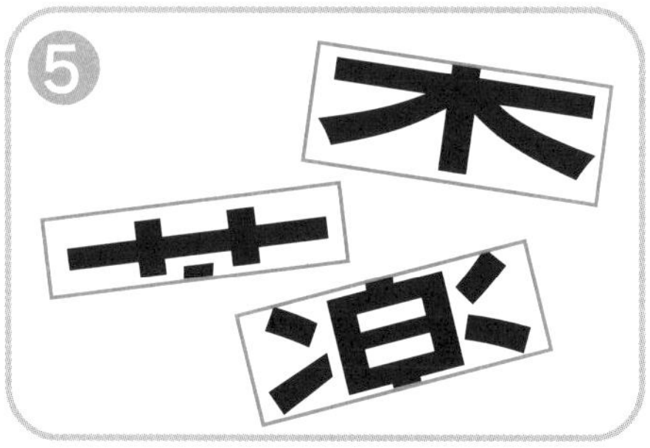
答え

⑥
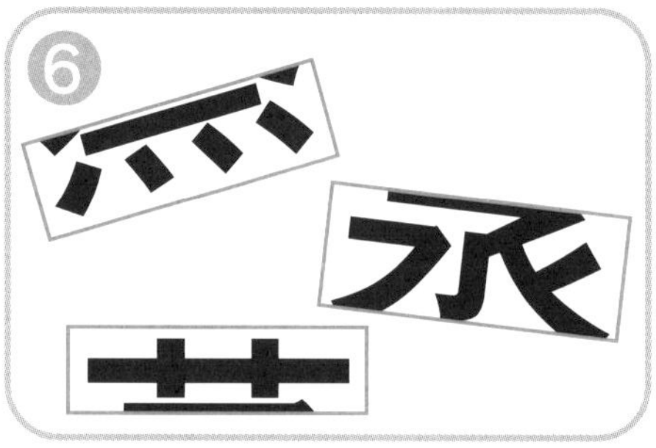
答え

⑦
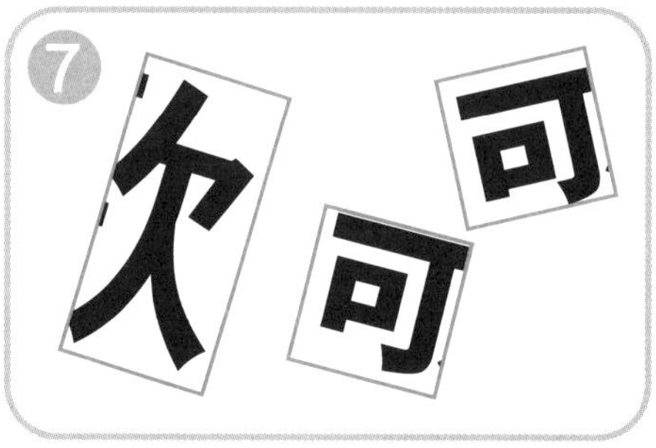
答え

⑧
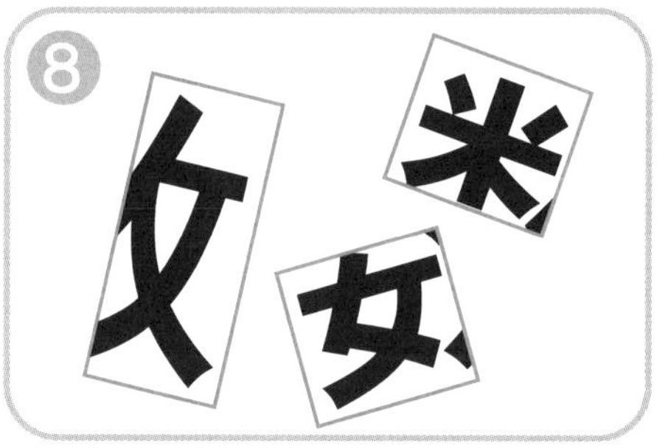
答え

⑨
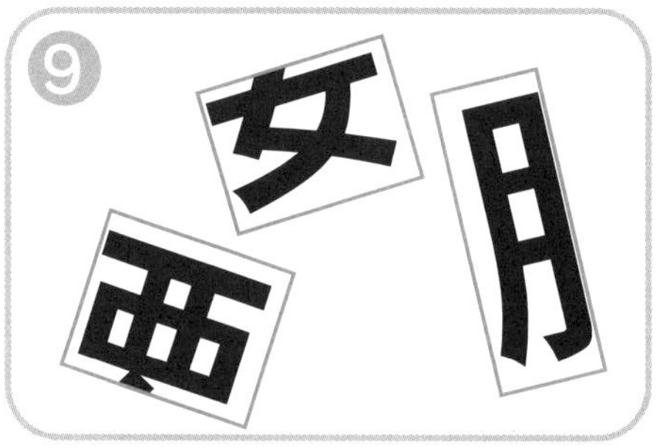
答え

⑩
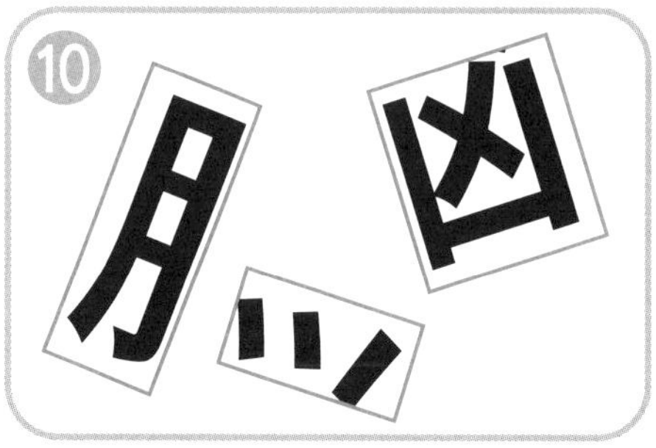
答え

解答 ①始、②治、③質、④傾、⑤薬、⑥蒸、⑦歌、⑧数、⑨腰、⑩脳

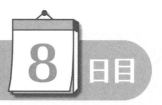

脳活ポイント

## 直感力も漢字力も鍛える！

頭の中で完成図をイメージしたり、ピースの組み合わせを直感的に判断したりするため、イメージ力や直感力を担う右脳の活性化に役立つほか、想起力・判断力も養われます。

日標時間

| 50代まで | 60代 | 70代以上 |
|---|---|---|
| 30分 | 40分 | 50分 |

正答数　　かかった時間

／20問　　分

⑪

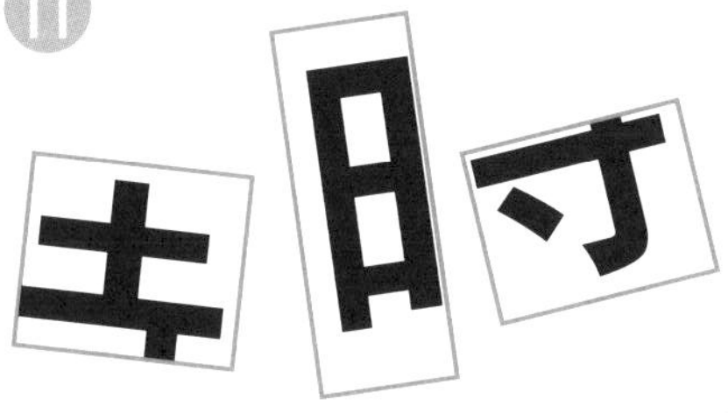

答え

⑫

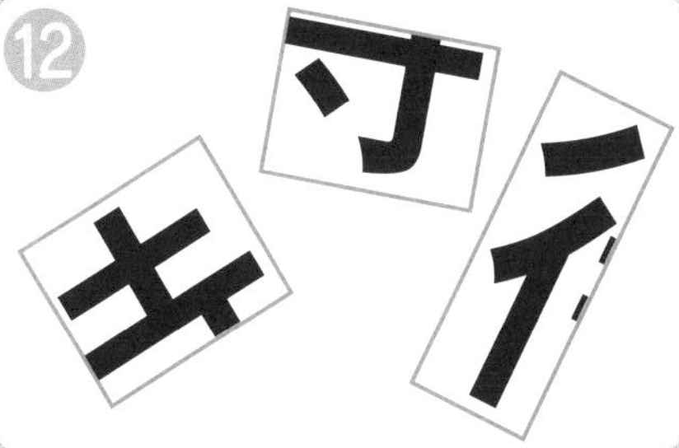

答え

⑬

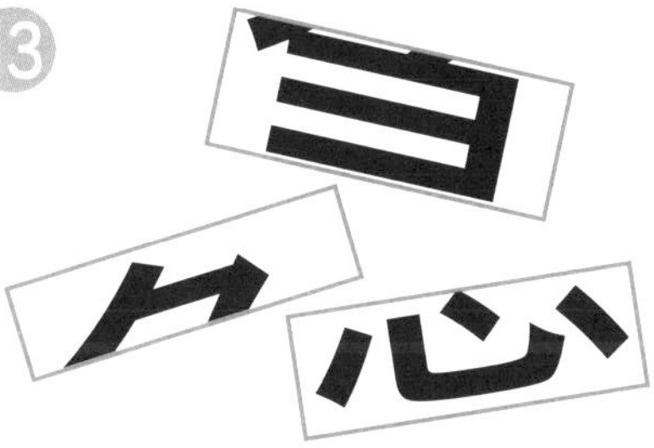

答え

⑭

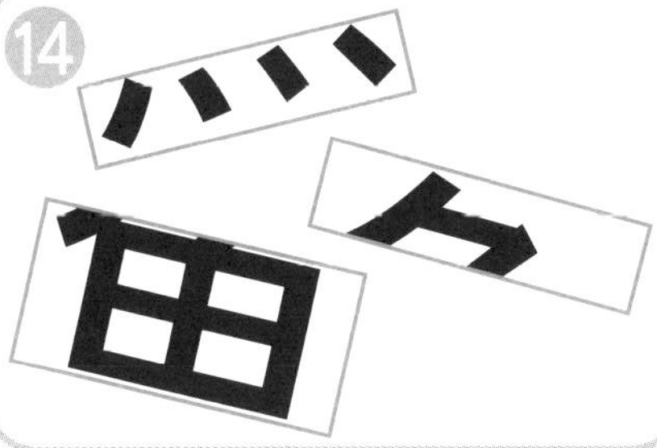

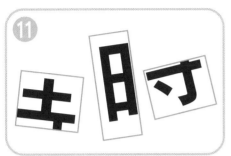

答え

⑮

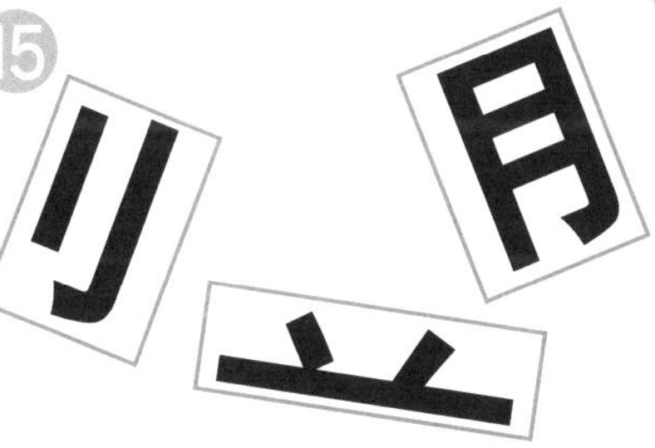

答え

⑯

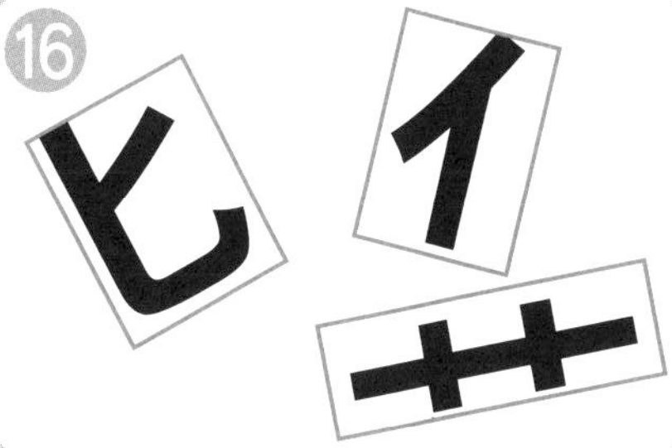

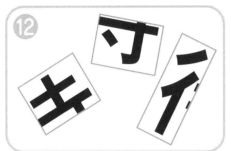

答え

⑰

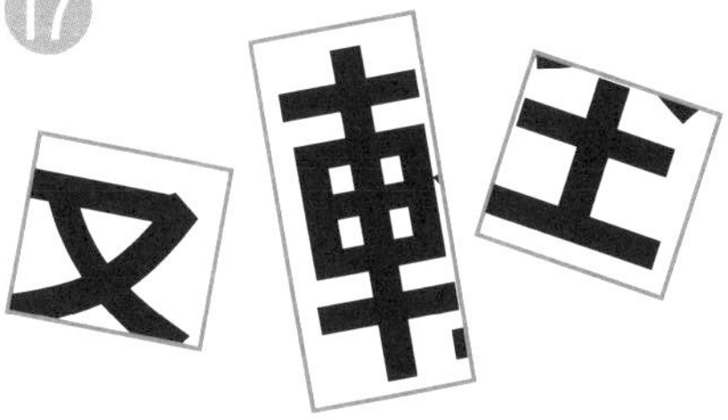

答え

⑱

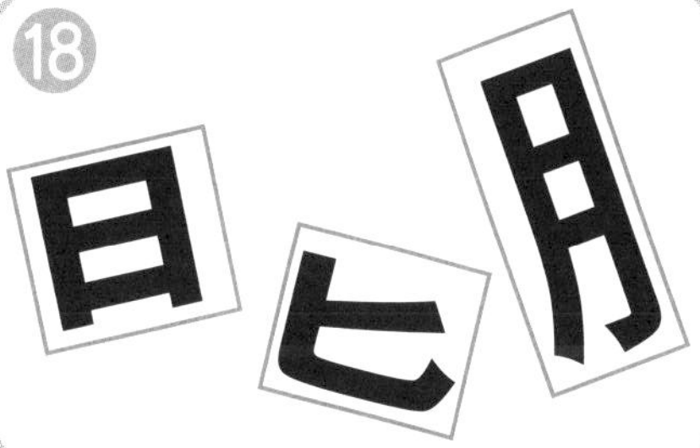

答え

⑲

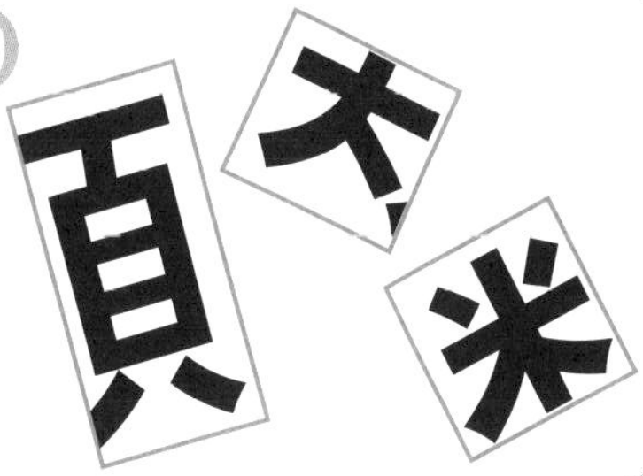

答え

⑳

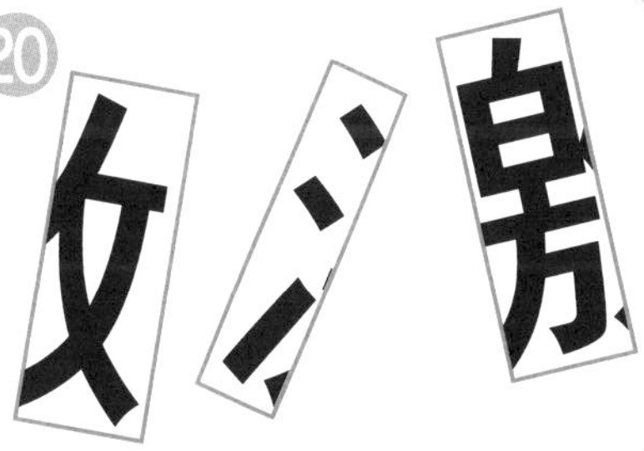

答え

解答　⑪時、⑫侍、⑬急、⑭魚、⑮前、⑯花、⑰軽、⑱脂、⑲類、⑳激

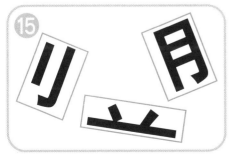

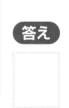

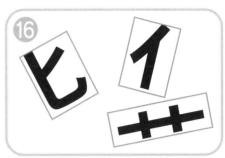

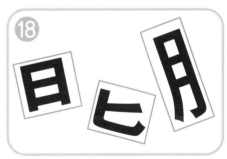

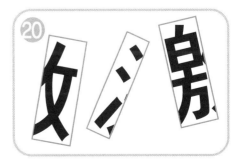

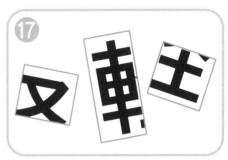

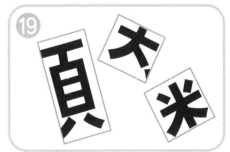

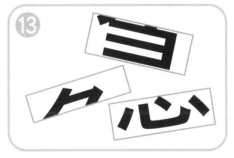

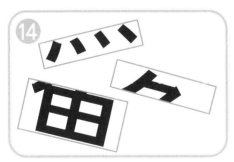

# 9日目 意味から熟語探し

実践日

月　日

難易度3★★★☆☆

A～Dは、①～⑦の問題で構成されています。①～⑦の説明を読み、それがどんな三字熟語、もしくは四字熟語を示すか、推測してください。リスト部分にある7つの漢字は①～⑦に1つずつ用います。

## A

Aのリスト　論　中　末　変　防　古　雷

① カッコウの異名で、さびれたようす　閑□□

② 物事を企てたり計画したりすること　目□□

③ 消火や救助をするための乗り物　□□車

④ 心を奪われ我を忘れること　□我□□

⑤ 重要な部分を取り違えること　□□転□

⑥ 安易にほかの意見に賛同すること　□□□同

⑦ 状況に応じて、適切な対処をする　臨□□□

## B

Bのリスト　健　一　几　油　論　果　後

① 男の集団の中に、女性が一人いること　□□点

② きちんとしている性格やようす　□帳□

③ ある出来事が終わったあとの話　□□談

④ 飾りけがなく、たくましいこと　□□剛□

⑤ 賛成と反対で優劣がつかないこと　賛□□□

⑥ 善には善、悪には悪の報いがある　因□□□

⑦ 気をゆるめると危険なこと　□□□敵

解答　A①閑古鳥、②目論見、③消防車、④無我夢中、⑤本末転倒、⑥付和雷同、⑦臨機応変
B①紅一点、②几帳面、③後日談、④質実剛健、⑤賛否両論、⑥因果応報、⑦油断大敵

脳活ポイント

## 推理力と記憶力を同時に磨く

短い文章から内容を素早くくみ取り、三字熟語と四字熟語を思い出す作業です。推理力と記憶力が同時によく磨かれます。思い出すさいには、頭の中でその場面をイメージしてみましょう。

目標時間

| 50代まで | 60代 | 70代以上 |
|---|---|---|
| 15分 | 20分 | 30分 |

正答数 ／28問　　かかった時間 　分

## C

Cのリスト　上　温　石　都　面　化　若

1. 身分の低い者が高い者を倒すこと　□克□
2. 日本ではピエロともいわれる　□□師
3. 英語だとマーブルという石材　□理□
4. 年齢も性別も関係ないあらゆる人　老□□□
5. 古いものを調べて新しいことを知る　□故□□
6. 手術後など人と会うのを断ること　□□謝□
7. 市町村を包括する広域の地方公共団体　□□府□

## D

Dのリスト　衰　判　水　功　王　端　場

1. 当人同士が直接、話し合うこと　直□□
2. ある組織・集団で特に優れた４人　四□□
3. 血みどろの争いが行われる場所　□羅□
4. 栄えたり衰えたりをくり返すこと　□□盛□
5. 自分に都合のよい言動をすること　我□□□
6. 徹底せず、どっちつかずなこと　□途□□
7. 勤続年数によって地位が上がること　□□序□

解答　C 1 下克上、2 道化師、3 大理石、4 老若男女、5 温故知新、6 面会謝絶、7 都道府県
D 1 直談判、2 四天王、3 修羅場、4 栄枯盛衰、5 我田引水、6 中途半端、7 年功序列

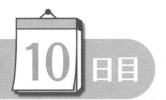

# 10日目 つなぎ言葉クロス

実践日

月　日

難易度③★★★☆☆

各問、中央の解答欄の左側には答えの前につく言葉が、右側には後ろにつく言葉が2つずつ並んでいます。これらの言葉が前後につけられる言葉を、ヒントにしたがって解答欄に書いてください。

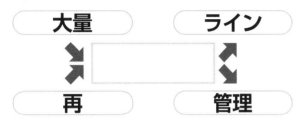

① ヒント 漢字2字

大量　ライン
再　管理

② ヒント カタカナ4字

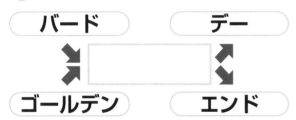

バード　デー
ゴールデン　エンド

③ ヒント 漢字1字

千鳥　跡
勇み　ツボ

④ ヒント 漢字1字+送り仮名1字

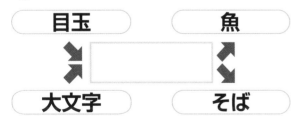

目玉　魚
大文字　そば

⑤ ヒント カタカナ4字

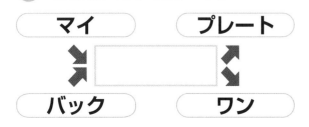

マイ　プレート
バック　ワン

⑥ ヒント 漢字1字

ひざ　カバー
抱き　詞

⑦ ヒント 漢字2字

新聞　塔
誇大　代理店

⑧ ヒント カタカナ6字

東京　憲章
冬季　マーチ

⑨ ヒント 漢字2字

対抗　改革
無　調査

⑩ ヒント カタカナ2字

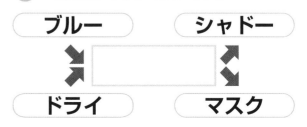

ブルー　シャドー
ドライ　マスク

解答 ①生産、②ウィーク、③足、④焼き、⑤ナンバー、⑥枕、⑦広告、⑧オリンピック、⑨意識、⑩アイ

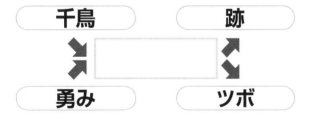

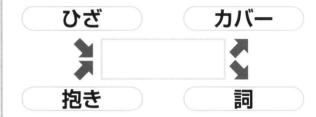

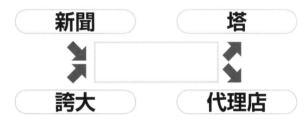

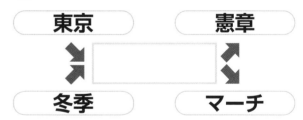

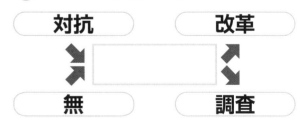

脳活ポイント

## ひらめきが磨かれて思考も深まる

４つの言葉をヒントに、想起力を駆使してつなげられる言葉を探します。ヒントの単語を声に出してみると、パッとひらめく場合も。関連の深い言葉を考えていくうちに正解にたどり着くときもあります。

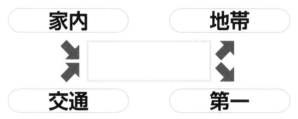

目標時間

| 50代まで | 60代 | 70代以上 |
| --- | --- | --- |
| 20分 | 25分 | 30分 |

正答数 ／20問　かかった時間 分

### ⑪ ヒント 漢字２字

家内　地帯
交通　第一

### ⑫ ヒント 漢字２字

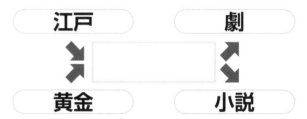

江戸　劇
黄金　小説

### ⑬ ヒント カタカナ３字

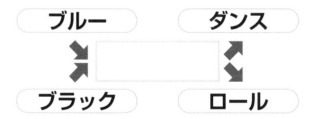

ブルー　ダンス
ブラック　ロール

### ⑭ ヒント カタカナ３字

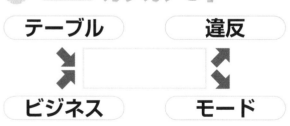

テーブル　違反
ビジネス　モード

### ⑮ ヒント カタカナ４字

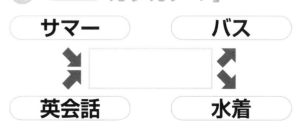

サマー　バス
英会話　水着

### ⑯ ヒント 漢字２字

自然　実験
人間　万博

### ⑰ ヒント カタカナ３字

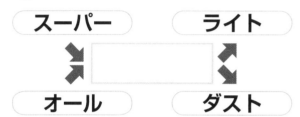

スーパー　ライト
オール　ダスト

### ⑱ ヒント カタカナ３字

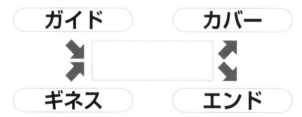

ガイド　カバー
ギネス　エンド

### ⑲ ヒント カタカナ４字

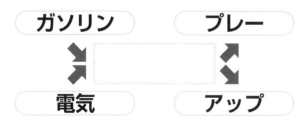

ガソリン　プレー
電気　アップ

### ⑳ ヒント 漢字２字

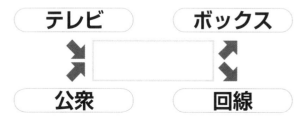

テレビ　ボックス
公衆　回線

解答　⑪安全、⑫時代、⑬ベリー、⑭マナー、⑮スクール、⑯科学、⑰スター、⑱ブック、⑲スタンド、⑳電話

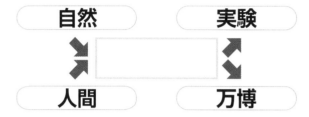

# 11日目 4ヒント四字熟語

実践日

月　日

難易度4 ★★★★☆

４つのヒントから、漢字４字でできた言葉を推理して解答欄に記入してください。ヒントのうち、①～③は漢字１文字、もしくは２文字のヒント、④は言葉全体のヒントになっています。

**1**

① 1文字めは学校を表す地図記号
② 2文字めは「●士は食わねど高楊枝」
③ 4文字めは英語でロード
④ 勉強も運動も大事

答え | | | |

**2**

① 1文字めは英語でニュー
② 2文字めは「見ざる言わざる●かざる」
③ 3文字めは「ごんべん」に「おのれ」
④ 興味があればスクラップ

答え | | | |

**3**

① 1文字めの訓読みは「とし」
② 2文字めは「加●百万石」「●詞交歓会」
③ 3文字めは植物の茎や枝についている
④ 新年のあいさつ

答え | | | |

**4**

① 1文字めは「●金書留」「感情表●」
② 3文字めの訓読みは「やしろ」
③ 4文字めは多くの人の集まり
④ 国際化、高齢化など多くの課題がある

答え | | | |

**5**

① 2文字めは「いま」の下に「こころ」
② 3文字めの旧字は「寫」
③ 4文字めの訓読みは「まこと」
④ 人生の節目の思い出に

答え | | | |

**6**

① 1文字めは「箱根駅●」「●説の勇者」
② 2文字めは「いとへん」に「ジュウ」
③ 3文字めが身を助けることもある
④ 日本舞踊や歌舞伎

答え | | | |

**7**

① 1文字めの反対語は「内」
② 2文字めは「百●事典」「●学博物館」
③ 4文字めは人の手本となる人や先生
④ 白い巨塔やドクターXの主人公

答え | | | |

**8**

① 1文字めは「くさかんむり」に「ふる(い)」
② 2文字めは英語でハンド
③ 3文字めは「●を決する」「●味不明」
④ どうにも不得意でやりたくない

答え | | | |

解答 ❶文武両道、❷新聞記事、❸年賀葉書、❹現代社会、❺記念写真、❻伝統芸能、❼外科医師、❽苦手意識

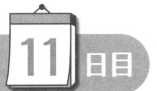

脳活ポイント

## 言語をつかさどる側頭葉が活性化

各問に提示された４つのヒントから漢字を連想し、その漢字を組み合わせてできる四字熟語を推理することで言語をつかさどる側頭葉が活性化し、直感力や発想力、識別力を鍛える効果が見込めます。

目標時間

| 50代まで | 60代 | 70代以上 |
|---|---|---|
| 15分 | 25分 | 30分 |

正答数　／16問

かかった時間　分

### ⑨
①1文字めは英語で「ビッグ」
②2文字めは「大盛りは●が多い」
③4文字めの訓読みは「う（む）」
④たくさん作っています

答え □□□□

### ⑩
①1文字めは頭にかぶるもの
②2文字めは「結●」「●活」
③4文字めは英語で「フェスティバル」
④人生の節目に行う

答え □□□□

### ⑪
①1文字めの訓読みは「おとず（れる）」
②2文字めは「もんがまえ」の中に「くち」
③4文字めの反対語は「買」
④わが家にセールスマンが来た

答え □□□□

### ⑫
①1文字めは「●長」「八頭●」
②2文字めは「にんべん」に「ほん」
③3文字めの訓読みは「はか（る）」
④健康維持のために必要

答え □□□□

### ⑬
①1文字めはまたの名を「書物」
②3文字めは英語で「オープン」
③4文字めは品物を並べて売る場所
④お客様がたくさんくればいいなあ

答え □□□□

### ⑭
①1文字めは「1学●・2学●…」
②2文字めの訓読みは「あいだ」
③4文字めの読みは「てい」「じょう」
④今日で締め切りなので急ぎましょう

答え □□□□

### ⑮
①1文字めの反対語は「浅」
②2文字めは日没から日の出まで
③3文字めの訓読みは「はな(つ)」「ほう(る)」
④若いころはラジオでよく聴きました

答え □□□□

### ⑯
①2文字めは「おう」を「もとめる」
②3文字めの訓読みは「なか」
③4文字めの訓読みは「つ（ぐ）」
④テレビで巨人-阪神戦を観る

答え □□□□

解答 ⑨大量生産、⑩冠婚葬祭、⑪訪問販売、⑫身体測定、⑬本日開店、⑭期間限定、⑮深夜放送、⑯野球中継

# 12日目 バラバラ言葉

実践日

月　日

難易度4★★★★☆

各問のカタカナは、ある言葉をバラバラにしたものです。ヒントを参考にして正しく並べ替え、もとの言葉を漢字で答えてください。□には漢字1文字が入り、ひらがながあれば表示されています。

① トウクカザ

□□□

ヒント 立方体　コーヒー

② シシショャン

□□□

ヒント 未熟な人　ビギナー

③ オオナシニア

□□に□

ヒント しおれる　元気がない

④ インンダエダ

□□□

ヒント 結末　めでたし

⑤ ヒコルノトツエ

□の□□

ヒント 権力者　決断

⑥ ドイクキアラ

□□□□

ヒント 人間の感情　4つ

⑦ キンキンタハソ

□□は□□

ヒント せっかち　戒めの言葉

⑧ トウカョサリモマ

□□□□

ヒント 明治維新　土佐藩

⑨ ウジサュチサンイイ

□□□□

ヒント 和食　基本の献立

⑩ メジドョンウシノキサ

□□□の□□

ヒント ついに成功　勝負事



解答 ❶角砂糖、❷初心者、❸青菜に塩、❹大団円、❺鶴の一声、❻喜怒哀楽、❼短気は損気、❽坂本龍馬、❾一汁三菜、❿三度目の正直

脳活ポイント

## 認知力が驚くほど強化される

問題を読んだときに、その語感にとらわれてしまうと答えが見つかりにくくなります。問題を構成しているカタカナ1つずつに注目すると、答えが浮かんできます。くり返せば認知力が驚くほど強化されます。

目標時間

| 50代まで | 60代 | 70代以上 |
|---|---|---|
| 20分 | 25分 | 30分 |

正答数　　／20問

かかった時間　　分

⑪ カンクキジ

□□□

ヒント 京都　足利義満

⑫ キマセヤノ

□の□

ヒント 限度　精一杯

⑬ インサタスン

□□□

ヒント 飲み物　シュワシュワ

⑭ テウアョオジン

□□□

ヒント 価格の上昇　際限がない

⑮ ノメセイケンン

□□の□

ヒント 判断力　予測

⑯ ウバコザウンゴ

□□□□

ヒント 銀行　通帳

⑰ ワキクユチフザ

□□□□

ヒント 一万円札　学問のすすめ

⑱ トコセリウンカ

□□り□□

ヒント 夏　渦巻き状

⑲ キンッコビンケネ

□□□□□

ヒント 夫婦　お祝い

⑳ ブウウチヨョツムノ

□□の□□

ヒント 蛇足　邪魔

解答 ⑪金閣寺、⑫関の山、⑬炭酸水、⑭青天井、⑮先見の明、⑯口座番号、⑰福沢諭吉、⑱蚊取り線香、⑲結婚記念日、⑳無用の長物

**13 日目**

# 数字つなぎ三字熟語

実践日

月　　日

難易度 ❸ ★★★☆☆

1の★印から2の●印、3の●印というように各数字の印を順序よく線でつなぐと現れる3文字の漢字を使ってできる熟語を答えてください。最後の数字の印は☆です。最後まで線を引かなくても答えは導けます。

❶

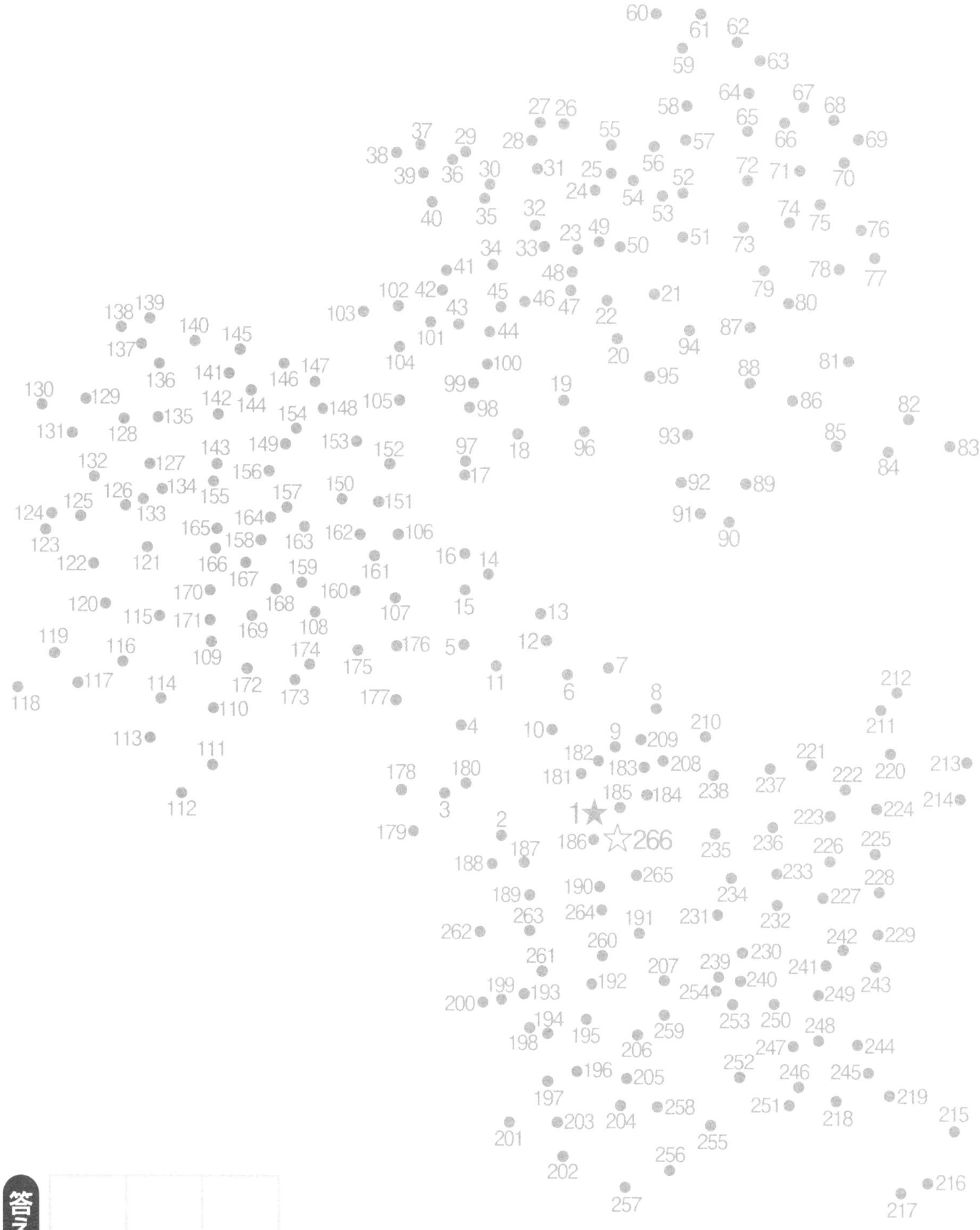

答え

脳活ポイント

## 見る力を磨き脳が活性

浮かび上がった図形から漢字を読み取り、三字熟語が何かを答えることで、脳の「見る力」の訓練にもなります。また、点を１から順につなげるため、注意力や集中力も鍛えられます。

目標時間

| 50代まで | 60代 | 70代以上 |
| --- | --- | --- |
| 15分 | 30分 | 40分 |

正答数　／2問　　かかった時間　分

❷

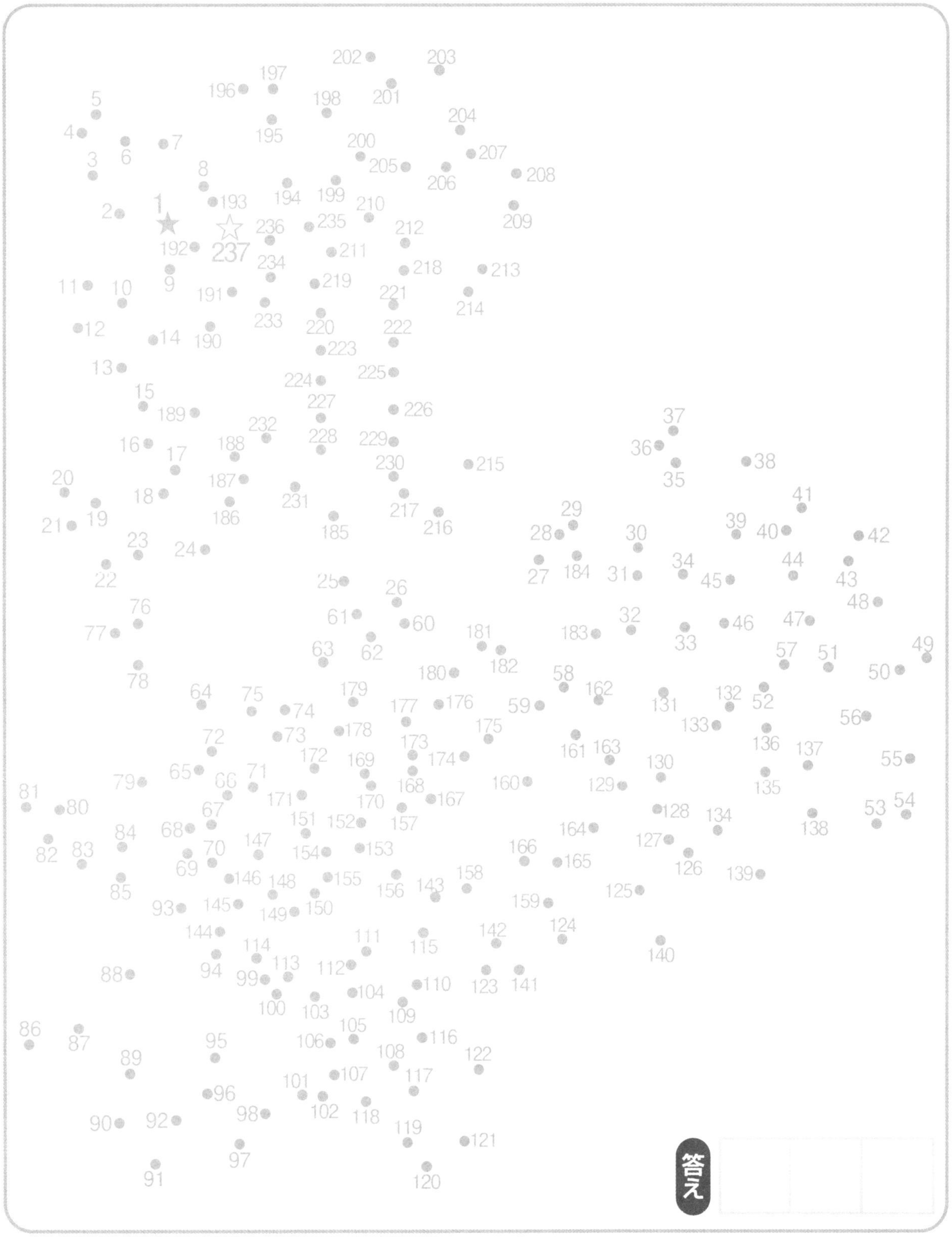


※解答は85ページをご覧ください

# 14日目 反対語強化ドリル

実践日

月　　日

難易度❹★★★★☆

❶～㉜に示された漢字や言葉の反対語を答えてください。1つのマスに漢字やひらがなが1文字ずつ入りますが、答えるのは漢字のみ。リストから選びましょう。リストの漢字はすべて使います。

❶～⑯のリスト

剛　人　小　口　維　重　逆　密　正　並
月　切　手　者　散　練　点　復　現　立
老　一　持　負　未　状　入　直　込

❶ 往 → □

❷ 勝 → □

❸ 順 → □

❹ 集 → □

❺ 柔 → □

❻ 軽 → □

❼ 線 → □

❽ 疎 → □

❾ 出口 → □り□

❿ 若返る → □け□む

⓫ 潔い → □□がましい

⓬ 現金 → □□□

⓭ ウソつき → □□□

⓮ 風変わり → □□み

⓯ 局面打開 → □□□□

⓰ すねをかじる → □□□ちする



解答 ❶復、❷負、❸逆、❹散、❺剛、❻重、❼点、❽密、❾入り口、❿老け込む、⓫未練がましい、⓬小切手、⓭正直者、⓮月並み、⓯現状維持、⓰一人立ちする

脳活ポイント

## 記憶がつながり想起力がアップする

反対語を思い出すために、脳は単に言葉だけでなくモノや状況も関連してイメージしています。さらに、答えを漢字で書く作業があるので、記憶がしっかり再構築されて想起力が大幅にアップするでしょう。

日標時間

| 50代まで | 60代 | 70代以上 |
|---|---|---|
| 20分 | 25分 | 30分 |

正答数　／32問

かかった時間　分

⑰～㉜のリスト

度　北　富　相　入　進　隠　送　新
張　物　偽　日　胸　頑　陰　寄　乾
帰　常　男　包　見　変　道

⑰ 南 → □

⑱ 旧 → □

⑲ 退 → □

⑳ 真 → □

㉑ 湿 → □

㉒ 貧 → □

㉓ 陽 → □

㉔ 奇 → □

㉕ 打ち明ける → □み□す

㉖ 近道 → □り□

㉗ 出迎え → □□り

㉘ 泊まりがけ → □□り

㉙ 中身 → □れ□

㉚ いつになく → □□わらず

㉛ へこたれる → □□る

㉜ 女は愛嬌 → □は□□

解答 ⑰北、⑱新、⑲進、⑳偽、㉑乾、㉒富、㉓陰、㉔常、㉕包み隠す、㉖寄り道、㉗見送り、㉘日帰り、㉙入れ物、㉚相変わらず、㉛頑張る、㉜男は度胸

# 15日目 ひらめき二字熟語

実践日

月　日

難易度❹★★★★☆

❶～⑯の各問のヒントにある漢字を使って、①～④の文章の□□部分に意味がぴったり当てはまるとひらめいた二字熟語を１つ書き入れてください。答えが２つ以上考えられるものもあります。

❶ ヒント 満

① 朝の列車内は□□
② 食べすぎて□□だ
③ この成績では□□
④ 家庭□□を祈願した

❷ ヒント 温

① □□で旅の疲れを取る
② カゼを引いて□□を測る
③ □□な性格の人
④ チームの主力を□□

❸ ヒント 名

① 政策反対の□□運動
② 桜の□□で花見をした
③ 将棋の□□戦をTVで観た
④ 年賀状の□□を書いた

❹ ヒント 重

① この仏像は□□文化財だ
② □□品を金庫に入れた
③ 取扱いに□□注意！
④ 伊勢神宮は□□県にある

❺ ヒント 教

① □□でお祈りした
② 数学の□□になるのが夢
③ 失敗を□□にしたい
④ 子供の□□は大切だ

❻ ヒント 成

① プラモデルが□□した
② 失敗は□□のもと
③ 地元で□□式に参加
④ 悪党を□□してやった

❼ ヒント 絶

① 重病で面会□□だった
② 長年の友人と□□した
③ 富士山からの□□に感動
④ 断崖□□に建てられた寺

❽ ヒント 同

① 映画の□□上映
② つらい境遇に□□した
③ 米国と日本は□□を結んだ国
④ 義理の母と□□する

解答 ❶①満員②満腹・満足③不満④円満、❷①温泉②体温③温和・温厚④温存、❸①署名②名所③名人④宛名、❹①重要②貴重③厳重④三重、❺①教会②教師・教員③教訓④教育、❻①完成②成功③成人④成敗、❼①謝絶②絶交・絶縁③絶景④絶壁、❽①同時②同情③同盟④同居

脳活ポイント

## 直感力に加え語彙力も身につく

漢字1文字と文脈から正しい二字熟語を推測するため、直感力や想起力が鍛えられると考えられます。また、実際に二字熟語を書くので、語彙が増えて側頭葉の活性化も期待できます。

目標時間

| 50代まで | 60代 | 70代以上 |
|---|---|---|
| 25分 | 35分 | 50分 |

正答数 ／64問

かかった時間 分

### ⑨ ヒント 日

① 久々の　　　　で１日寝た
② 太陽が月に隠れる現象が
③ 結婚式は大安　　　　に行った
④ 寝る前に　　　　を書いた

### ⑩ ヒント 明

① 危機を脱し、　　　　が見えた
② 　　　　の朝は早起きする
③ 使い方の　　　　を受けた
④ 実験で驚くべきことが　　　　した

### ⑪ ヒント 火

① タバコが　　　　して爆発
② 　　　　が散るような白熱した勝負
③ 不良品で、突然　　　　した掃除機
④ 　　　　の栗を拾う

### ⑫ ヒント 外

① 疑われるとは　　　　だ
② 　　　　な結果に驚いた
③ 無一文で　　　　に渡り成功
④ 店の　　　　は立派だ

### ⑬ ヒント 木

① 　　　　をたたいてお経を読む
② 　　　　のハンカチ
③『トロイの　　　　』
④ 森に入り　　　　を切り倒した

### ⑭ ヒント 金

① 寺に　　　　の仏像がある
② 銀行の　　　　通帳
③ 　　　　アレルギーでピアスは無理
④ 宝くじを買うため、　　　　を占った

### ⑮ ヒント 朝

① 　　　　の目覚めは最高
② 昼にはしぼむ　　　　の花
③ 　　　　で新鮮な野菜が買える
④ 地平線から　　　　が昇る

### ⑯ ヒント 言

① 年を取り　　　　が増えた
② 改善策について　　　　されていない
③ 田舎で　　　　がひどい
④ 妻や子供に　　　　状を残した

解答 ⑨①休日②日食③吉日④日記、⑩①光明②明日③説明④判明、⑪①引火②火花③発火④火中、⑫①心外②意外③外国・海外④外観、⑬①木魚②木綿③木馬④樹木・大木、⑭①黄金・金色・金銅②預金③金属④金運、⑮①今朝②朝顔③朝市④朝日、⑯①小言・暴言・失言②言及③方言④遺言

# 16日目 読み方競争

実践日

月　日

難易度 3 ★★★☆☆

Aで示された6つの言葉に読み方を振り、それについての問1～問4に答えてください。このドリルに関しては、読み方は正答数に含みません。Aが終わったら、Fまで同様に行ってください。

答え

## A

① 火曜日　読み方

② 返品　読み方

③ 試験場　読み方

④ 相殺　読み方

⑤ 優勝　読み方

⑥ 吐露　読み方

1 濁音で終わる言葉は？

2 2文字めが「か行」になる言葉は？

3 ひらがな2文字の言葉は？

4 「う」が最も多い言葉は？

## B

① 運転免許　読み方

② 家計簿　読み方

③ 世代交代　読み方

④ 通信教育　読み方

⑤ 一番星　読み方

⑥ 紳士淑女　読み方

1 「ん」が最も多くつく言葉は？

2 ひらがな4文字の言葉は？

3 3文字めが濁音になる言葉は？

4 「あ行」を使わない言葉は？

## C

① 課外活動　読み方

② 破天荒　読み方

③ 新聞紙　読み方

④ 井戸端会議　読み方

⑤ 聖人君子　読み方

⑥ 降水確率　読み方

1 濁音が最も多い言葉は？

2 後ろから読んでも同じ言葉は？

3 「じ」がつく言葉は？

4 4文字めが「か」になる言葉は？

解答

A 1 ① 2 ③ 3 ⑥ 4 ⑤、①かようび②へんぴん③しけんじょう④そうさい⑤ゆうしょう⑥とろ、
B 1 ① 2 ② 3 ⑤ 4 ⑥、①うんてんめんきょ②かけいぼ③せだいこうたい④つうしんきょういく
⑤いちばんぼし⑥しんししゅくじょ、C 1 ④ 2 ③ 3 ⑤ 4 ①、①かがいかつどう②はてんこう
③しんぶんし④いどばたかいぎ⑤せいじんくんし⑥こうすいかくりつ

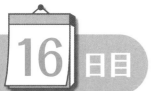

脳活ポイント

## 長期･短期の記憶が鍛えられる

まず漢字の読み方を思い出し、次にその解答から問題を解く流れになるので、直前の答えをよく覚えているほど、早く解答が導けます。また、問題自体も正確に把握する必要があるので、認知力も刺激されます。

目標時間

| 50代まで | 60代 | 70代以上 |
| --- | --- | --- |
| 25分 | 35分 | 45分 |

正答数 ／24問　かかった時間 分

答え

## D

① 皮算用　読み方
② 三角定規　読み方
③ 地団太　読み方
④ 切磋琢磨　読み方
⑤ 七転八倒　読み方
⑥ 温故知新　読み方

❶「ん」がつかない言葉は？
❷「て」がつく言葉は？
❸ ３文字めが濁音になる言葉は？
❹「く」と「ぎ」がつく言葉は？

## E

① 救出劇　読み方
② 事情通　読み方
③ 馬耳東風　読み方
④ 好調　読み方
⑤ 枝葉末節　読み方
⑥ 厚生労働省　読み方

❶「う」を最も多く使う言葉は？
❷「ち」がつく言葉は？
❸ ２文字めが「よ」になる言葉は？
❹ 最初と最後の文字が同じ言葉は？

## F

① 伝統　読み方
② 蜃気楼　読み方
③ 還付金　読み方
④ 体脂肪計　読み方
⑤ 取捨選択　読み方
⑥ 勇猛果敢　読み方

❶「あ行」を最も多く使う言葉は？
❷ ひらがな８文字の言葉は？
❸ ３文字めに「と」がつく言葉は？
❹「か」が２回つく言葉は？

解答　D❶④❷⑤❸①❹②、①かわざんよう②さんかくじょうぎ③じだんだ④せっさたくま⑤しちてんばっとう⑥おんこちしん、E❶⑥❷④❸⑤❹①、①きゅうしゅつげき②じじょうつう③ばじとうふう④こうちょう⑤しようまっせつ⑥こうせいろうどうしょう、F❶④❷⑤❸①❹⑥、①でんとう②しんきろう③かんぷきん④たいしぼうけい⑤しゅしゃせんたく⑥ゆうもうかかん

# 17日目 同音異義語クイズ

実践日

月　　日

難易度❷★★☆☆☆

各問の文章の□内には、同じ読みで意味が異なる二字熟語が２つ並んでいます。前後の文脈からどちらの二字熟語が適切かを考えて、適切なほうを○で囲んでください。

❶ 授業で国語 事典・辞典 を使う。

❷ 希望した部署に 移動・異動 が決まった。

❸ 刑務所の囚人を一時的に 開放・解放 する。

❹ 引退試合で 憂愁・有終 の美を飾った。

❺ 首相は 懸命・賢明 な判断をくだした。

❻ 危険を顧みずに 慣行・敢行 した。

❼ 津波がきて海水が家に 侵入・浸入 した。

❽ 教義・協議 を重ねて判断をする。

❾ テレビは 視聴・試聴 率が重視される。

❿ 慎ましい態度に 交感・好感 を持った。

⓫ 彼は 強硬・強攻 に主張してきた。

⓬ 歯並びを 矯正・強制 することにした。

⓭ 木曜日に発売する 週刊・週間 誌。

⓮ 劣性・劣勢 をはね返して反撃する。

解答 ❶辞典、❷異動、❸解放、❹有終、❺賢明、❻敢行、❼浸入、❽協議、❾視聴、❿好感、⓫強硬、⓬矯正、⓭週刊、⓮劣勢

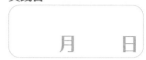

脳活ポイント

## 側頭葉が刺激され想起力を磨く!

文脈から正しい二字熟語を推測するので、言語理解を担う側頭葉が大いに刺激されます。また、熟語を思い出すことにより、想起力と思考力も磨かれる効果が期待できます。

目標時間

| 50代まで | 60代 | 70代以上 |
|---|---|---|
| 15分 | 25分 | 30分 |

| 正答数 | かかった時間 |
|---|---|
| /28問 | 分 |

⑮ 営業成績が 低迷・停迷 している。

⑯ 地球は惑星、太陽は 光星・恒星 だ。

⑰ 身の潔白を 照明・証明 してみせます。

⑱ リーダーには 抱擁・包容 力が必要だ。

⑲ 報道は 不偏・不変 不党が望ましい。

⑳ 身元 不詳・不肖 の人物が現れた。

㉑ 医師の 誤審・誤診 で病状が悪化した。

㉒ ホテルの予約状況を 照会・紹介 した。

㉓ 不良債権の 償却・消却 を試みる。

㉔ 事業が軌道に乗る 精算・成算 がある。

㉕ 将棋の 紀元・起源 は古代インドにある。

㉖ 火曜日は可燃ごみの 収集・収拾 日だ。

㉗ 江戸時代の生活を 想像・創造 した。

㉘ 危険地帯から 必死・必至 に逃げた。

解答 ⑮低迷、⑯恒星、⑰証明、⑱包容、⑲不偏、⑳不詳、㉑誤診、㉒照会、㉓償却、㉔成算、㉕起源、㉖収集、㉗想像、㉘必死

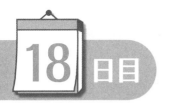

18日目

# レコード漢字並べ

実践日

月　日

難易度③★★★☆☆

各問、四字熟語を構成する４つの漢字の中心部を円形に切り抜き、内側と外側をそれぞれ回転させた形で提示しています。４つの漢字が何かを見極め、それらの漢字でできる四字熟語を答えてください。

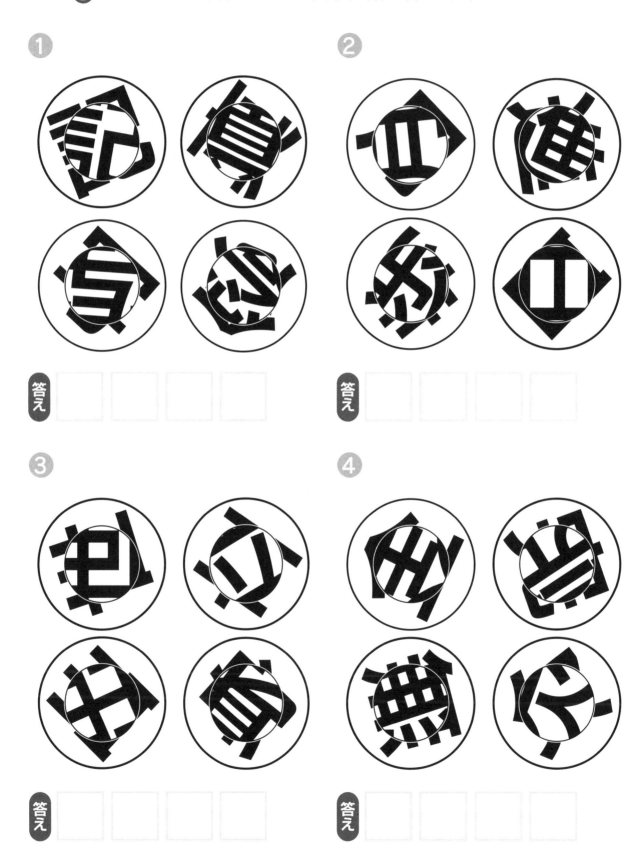

①

答え

②

答え

③

答え

④

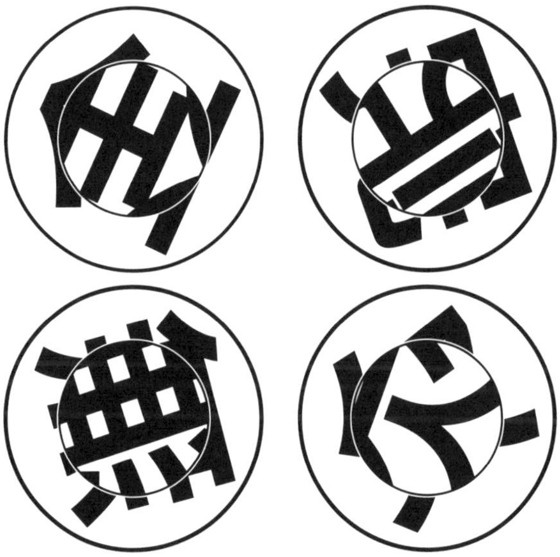

答え



解答 ①記念写真、②日進月歩、③立身出世、④完全無欠

脳活ポイント

## イメージ力を強く鍛える

レコードのような盤面に漢字が内側と外側にズレて書かれているので、それを頭の中で元に戻さなくてはいけません。そのさいに、直感力や発想力・イメージ力が特に磨かれます。

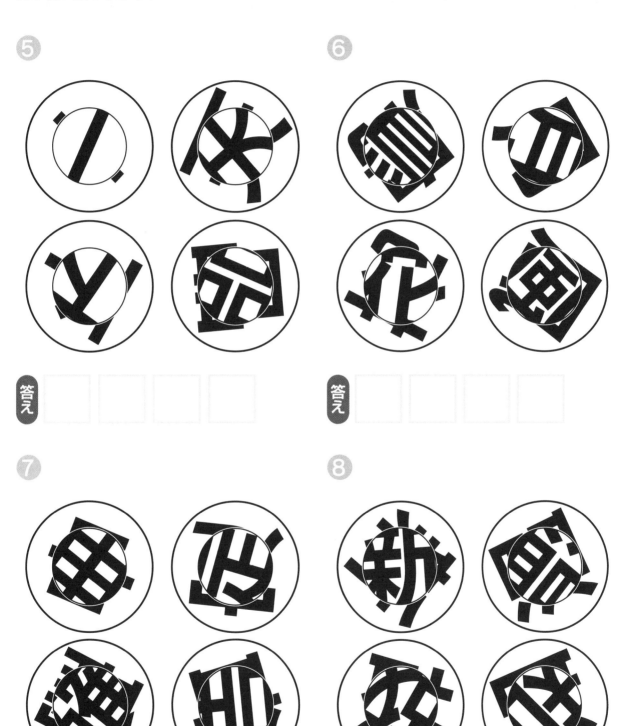

目標時間

| 50代まで | 60代 | 70代以上 |
|---|---|---|
| 10分 | 15分 | 20分 |

正答数　　　かかった時間

／8問　　　分

⑤

答え

⑥

答え

⑦

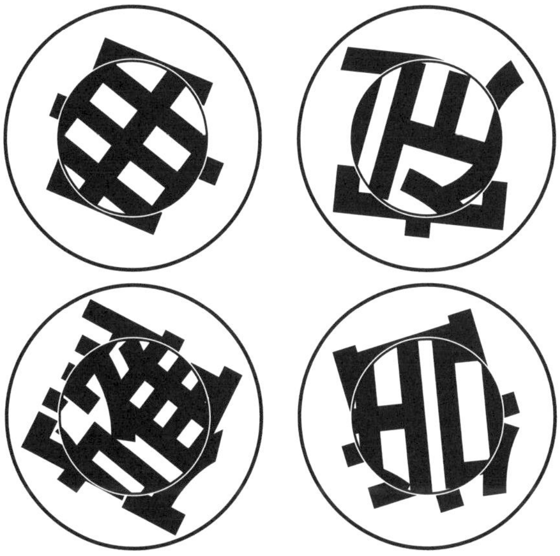

答え

⑧

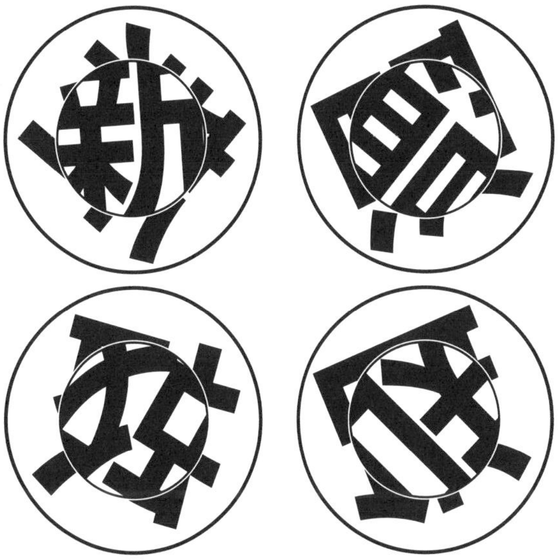

答え

解答 ⑤天下一品、⑥花鳥風月、⑦確定申告、⑧温故知新

19 日目

# 漢字間違い探し

実践日

月　日

難易度③★★★☆☆

漢字の間違い探しです。上の図①、③と下の図②、④で漢字１文字が別の字になっているところが合計でそれぞれ７ヵ所あります。上と下をよく見比べて、下の異なっている場所を丸で囲んでください。

①

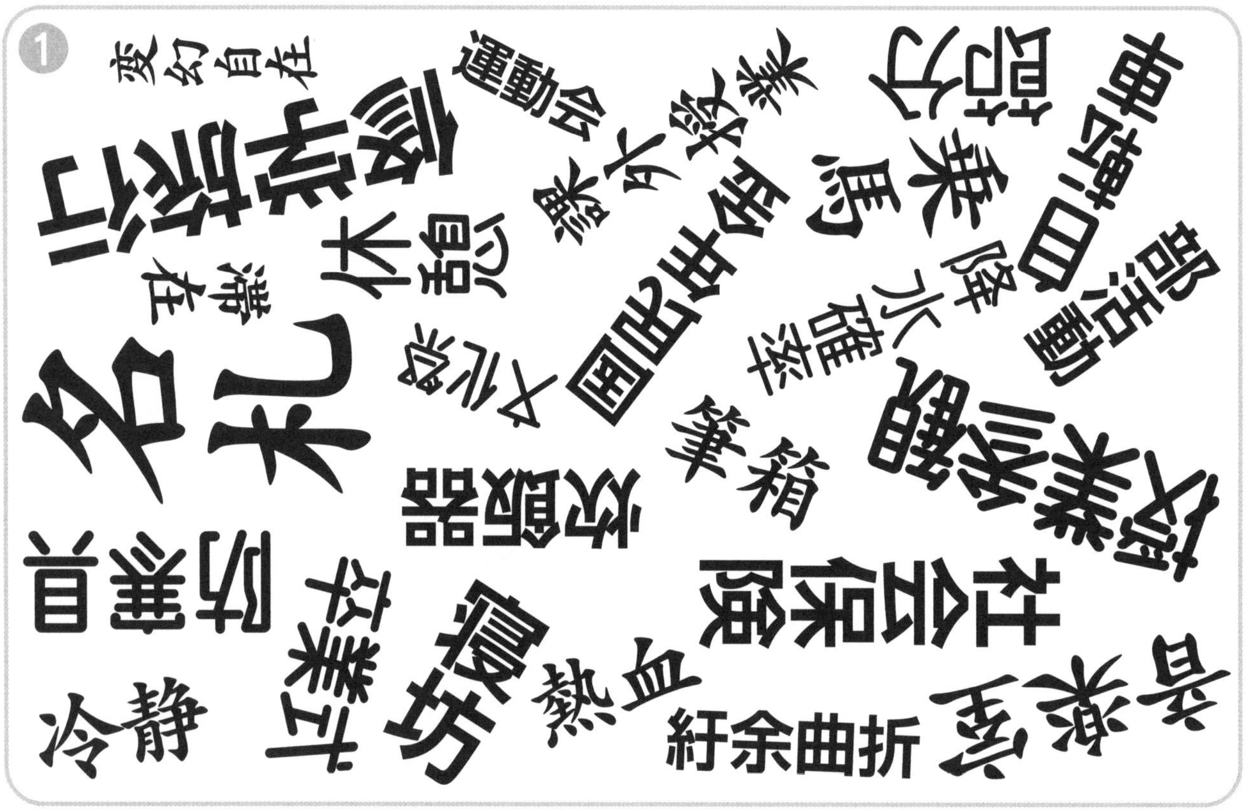


②

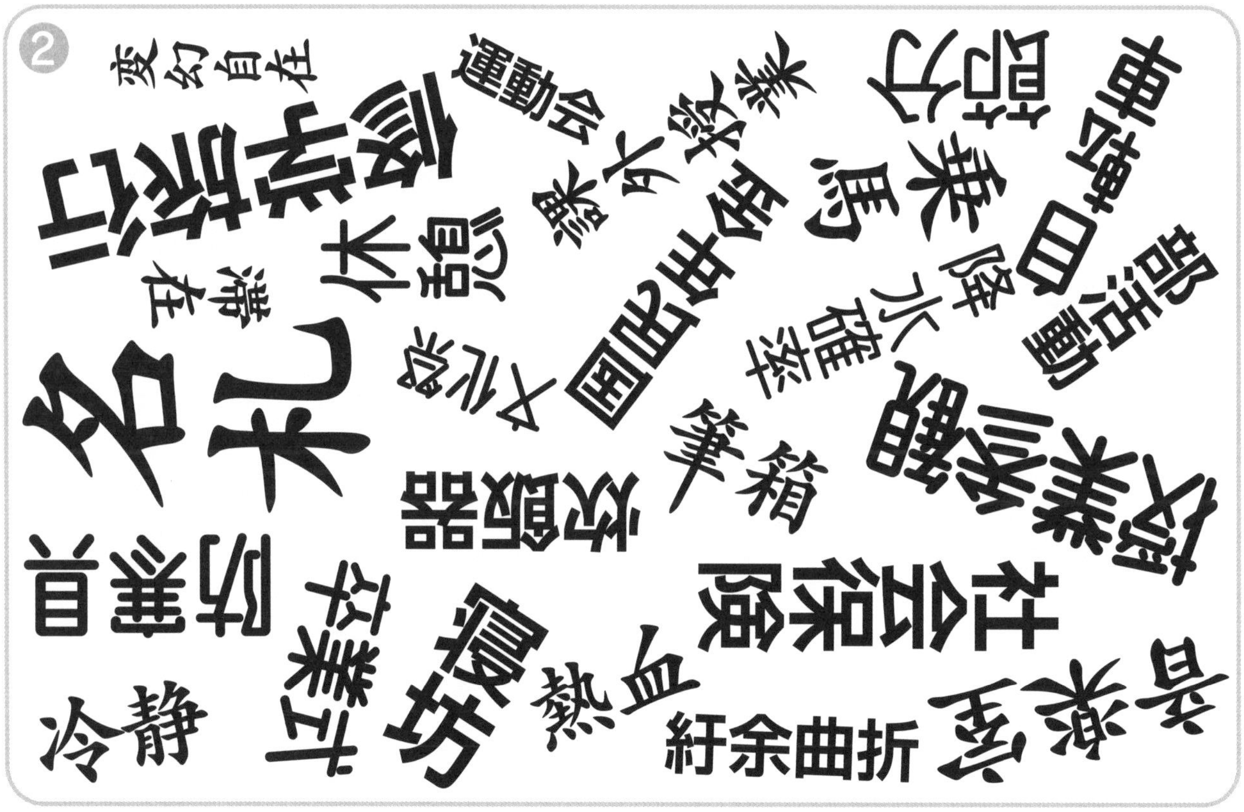

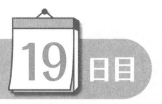

脳活ポイント

## 注意力·集中力が研ぎすまされる

漠然と眺めていては大きな間違いしか見つけられないので、問題を凝視する集中力が必要になります。さらに細かい点に気を配って上下の図を見比べつづけるため、注意力がとても研ぎすまされます。

目標時間

| 50代まで | 60代 | 70代以上 |
| --- | --- | --- |
| 15分 | 25分 | 30分 |

| 正答数 | かかった時間 |
| --- | --- |
| ／14問 | 分 |

③

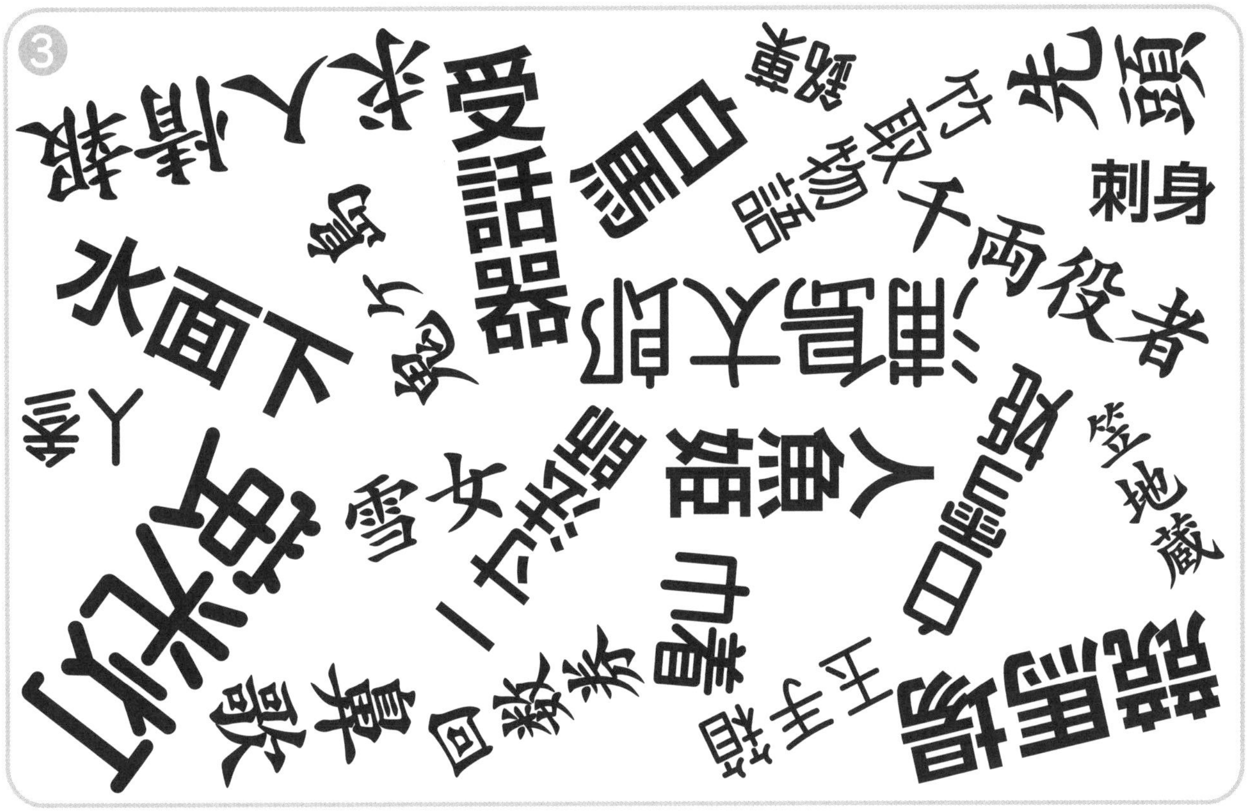

④

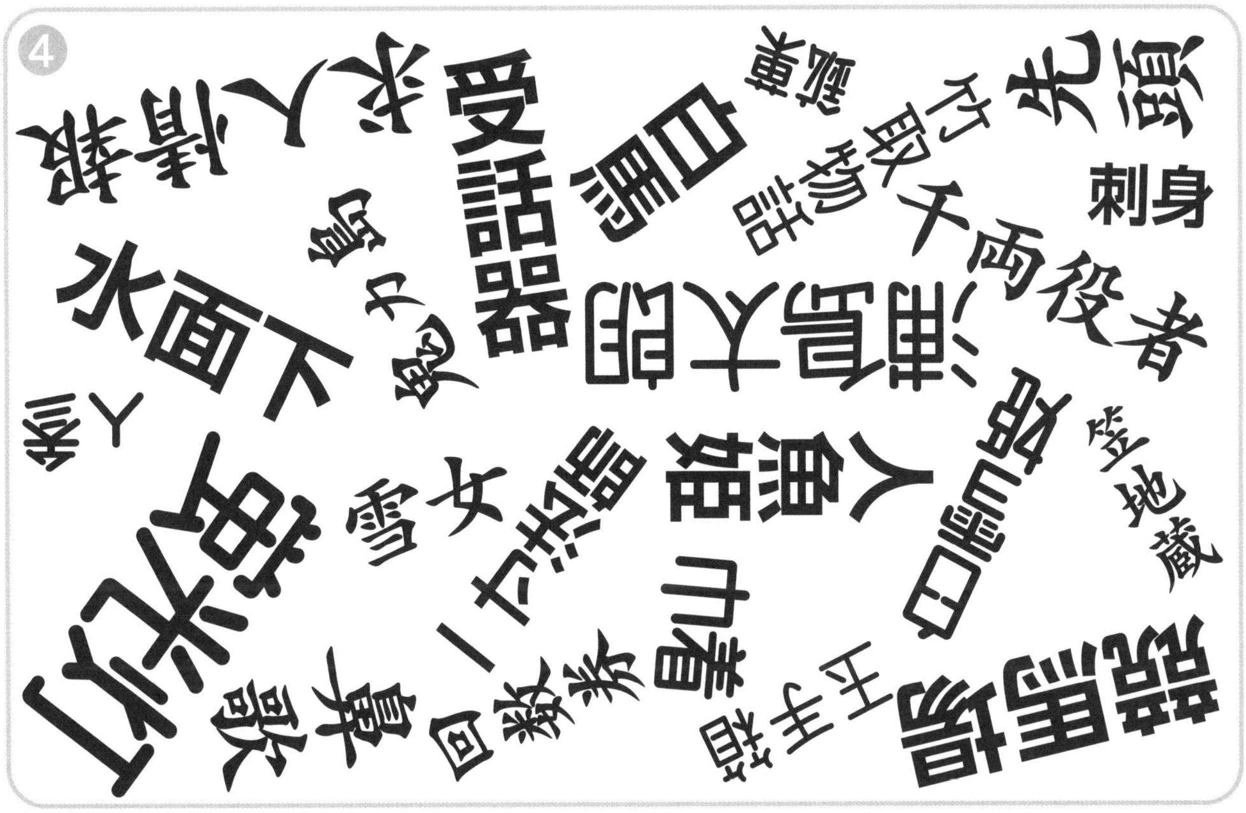

※解答は86ﾍﾟｰｼﾞをご覧ください

# 20日目 漢字熟語しりとり

実践日

月　日

難易度④★★★★☆

７つの漢字を使い、二字熟語をしりとりで作ります。できた二字熟語の右側の漢字が、次の二字熟語の左側の漢字になります。答えの最初と最後の漢字は１度しか使いません。うまくつながるように埋めてください。

① 子 楽 利 宝 行 庫 勝

行□▶□□▶□□▶
□□▶□□▶□□

② 補 生 元 候 先 還 気

先□▶□□▶□□▶
□□▶□□▶□□

③ 式 型 選 典 抽 挙 番

抽□▶□□▶□□▶
□□▶□□▶□□

④ 第 転 言 幸 寝 運 及

幸□▶□□▶□□▶
□□▶□□▶□□

⑤ 象 真 城 気 迫 空 牙

□□▶□□▶空□▶
□□▶□□▶□□

⑥ 視 遠 角 疎 過 目 材

□□▶□□▶遠□▶
□□▶□□▶□□

⑦ 印 公 同 奉 共 刷 封

□□▶□□▶共□▶
□□▶□□▶□□

⑧ 科 万 眼 打 億 博 開

□□▶□□▶博□▶
□□▶□□▶□□

解答

①行楽→楽勝→勝利→利子→子宝→宝庫、②先生→生還→還元→元気→気候→候補、

③抽選→選挙→挙式→式典→典型→型番、④幸運→運転→転寝→寝言→言及→及第、

⑤迫真→真空→空気→気象→象牙→牙城、⑥過疎→疎遠→遠目→目視→視角→角材、

⑦奉公→公共→共同→同封→封印→印刷、⑧億万→万博→博打→打開→開眼→眼科

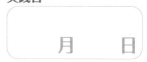

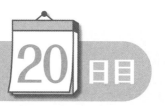

脳活ポイント

## 言語中枢を一段と磨く!

熟語をしりとりのようにつなげて並べることで、言語中枢である側頭葉を活性化させる効果が期待できます。また、想起力と洞察力、情報処理力も大いに鍛えられます。

目標時間

| 50代まで | 60代 | 70代以上 |
|---|---|---|
| 30分 | 45分 | 60分 |

正答数 ／16問

かかった時間 分

⑨ 内 決 輪 思 対 意 案

対□ ▶ □□ ▶ □□ ▶ □□ ▶ □□ ▶ □□

⑩ 点 沢 観 山 光 頂 火

観□ ▶ □□ ▶ □□ ▶ □□ ▶ □□ ▶ □□

⑪ 国 行 離 語 距 尾 島

距□ ▶ □□ ▶ □□ ▶ □□ ▶ □□ ▶ □□

⑫ 性 練 分 錠 洗 習 解

洗□ ▶ □□ ▶ □□ ▶ □□ ▶ □□ ▶ □□

⑬ 読 日 音 悪 天 本 寒

□□ ▶ □□ ▶ 天□ ▶ □□ ▶ □□ ▶ □□

⑭ 器 辛 用 楽 心 苦 配

□□ ▶ □□ ▶ 楽□ ▶ □□ ▶ □□ ▶ □□

⑮ 収 涼 好 回 愛 転 納

□□ ▶ □□ ▶ 転□ ▶ □□ ▶ □□ ▶ □□

⑯ 発 興 表 唆 奮 示 余

□□ ▶ □□ ▶ 奮□ ▶ □□ ▶ □□ ▶ □□

解答
⑨対決→決意→意思→思案→案内→内輪、⑩観光→光沢→沢山→山頂→頂点→点火、⑪距離→離島→島国→国語→語尾→尾行、⑫洗練→練習→習性→性分→分解→解錠、⑬悪寒→寒天→天日→日本→本音→音読、⑭辛苦→苦楽→楽器→器用→用心→心配、⑮愛好→好転→転回→回収→収納→納涼、⑯余興→興奮→奮発→発表→表示→示唆

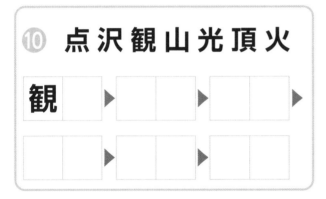

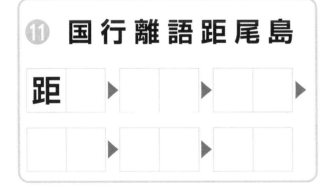

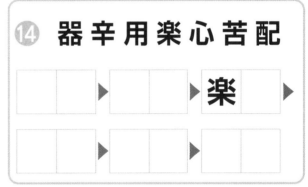

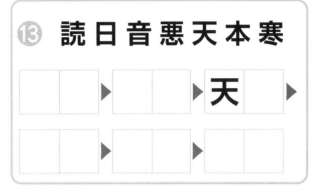

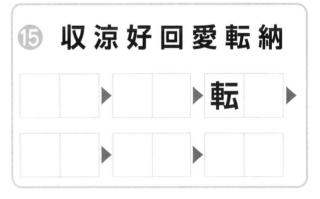

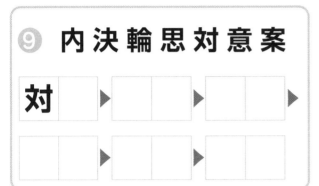

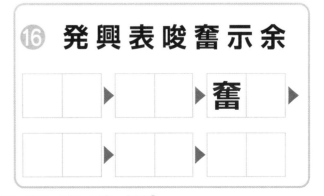

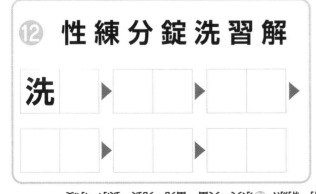

# 21日目 立体漢字パズル

実践日

月　日

難易度 4 ★★★★☆

❶～❼、⑩～⑯には、さまざまな方向から見た立体の漢字１文字が提示されています。その漢字が何かを答えるとともに、解答となっている７つの漢字を１つずつ用いて三字熟語と四字熟語を作ってください。

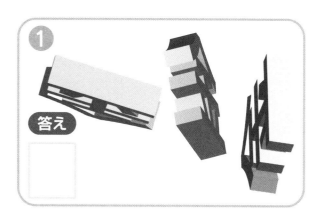

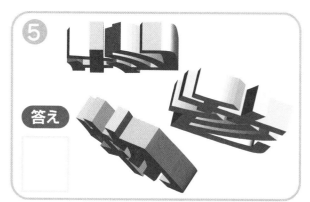

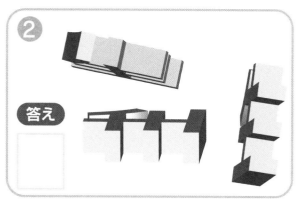

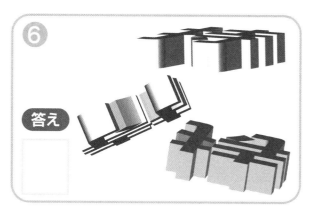

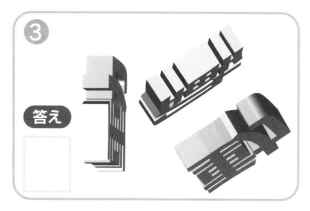

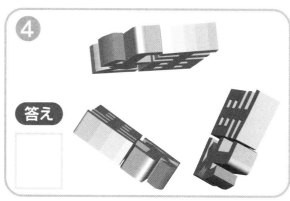

❶
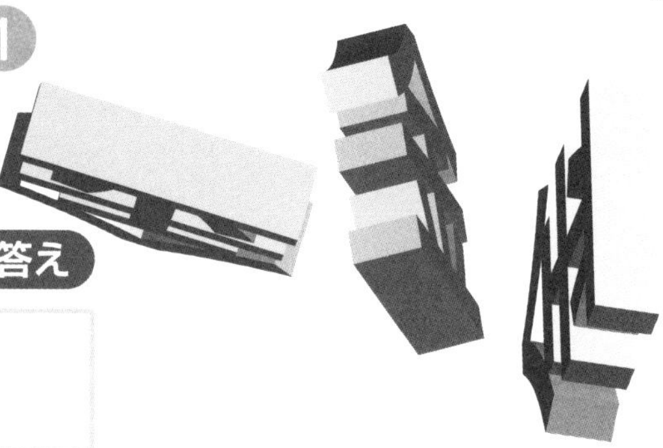
答え

❷
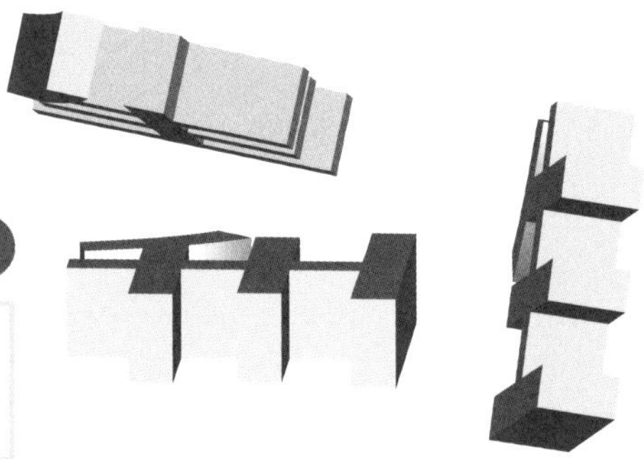
答え

❸
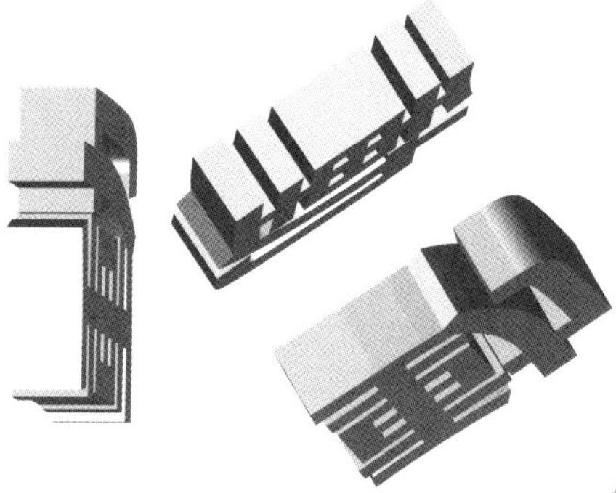
答え

❹
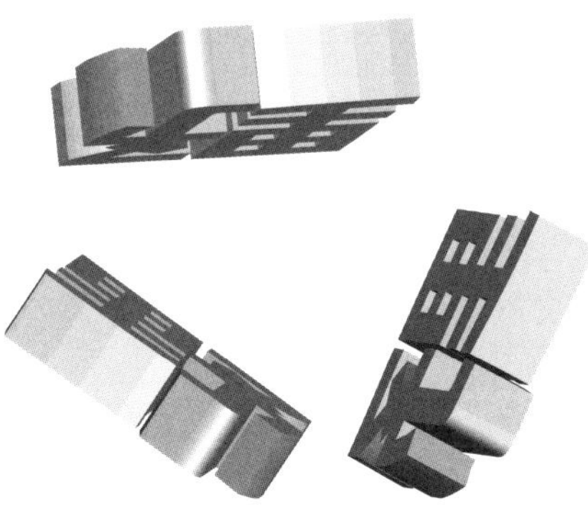
答え

❺
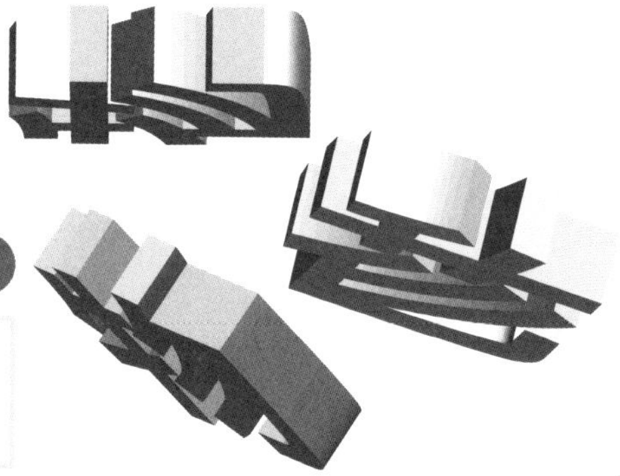
答え

❻
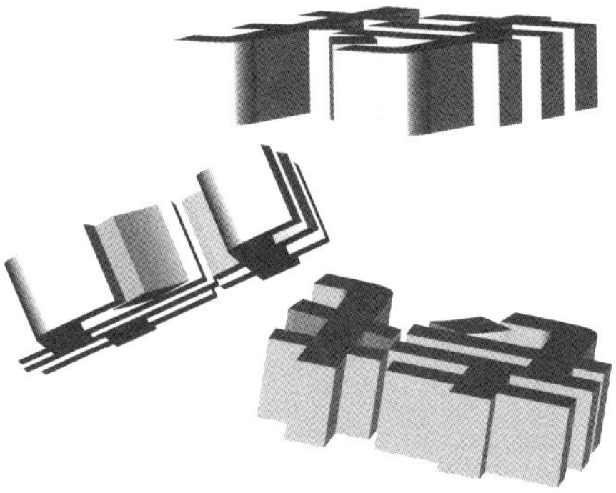
答え

❼
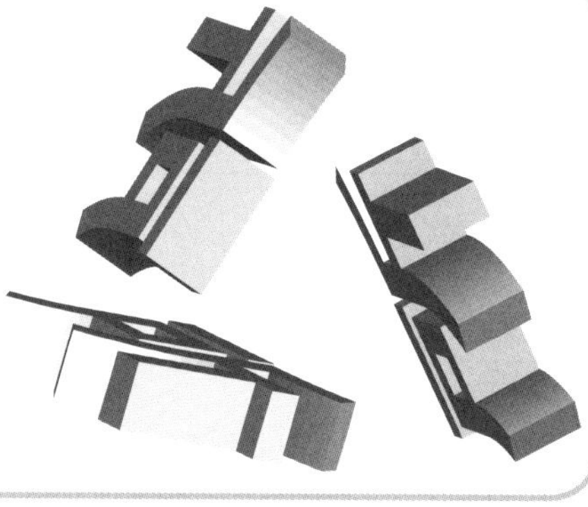
答え

❽ ❶～❼の漢字のうち、3つを使って三字熟語を答えてください

答え

❾ ❶～❼の漢字のうち、4つを使って四字熟語を答えてください

答え

解答 ❶金、❷生、❸動、❹野、❺物、❻持、❼所、❽所持金、❾野生動物

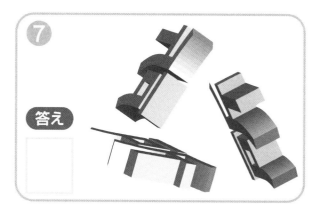

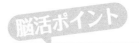

脳活ポイント

## 側頭葉を断然刺激!

さまざまな方向から見た立体の情報を脳で把握することで、認知力アップに大いに役立ちます。また、熟語を作るさいに脳の言語中枢である側頭葉が活性化する効果が見込まれます。

目標時間

| 50代まで | 60代 | 70代以上 |
|---|---|---|
| 6分 | 8分 | 10分 |

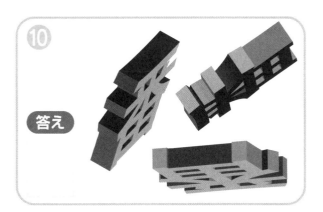

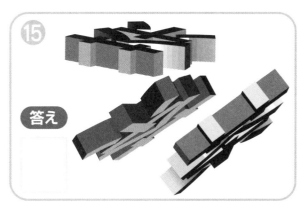

正答数　／18問

かかった時間　分

⑩

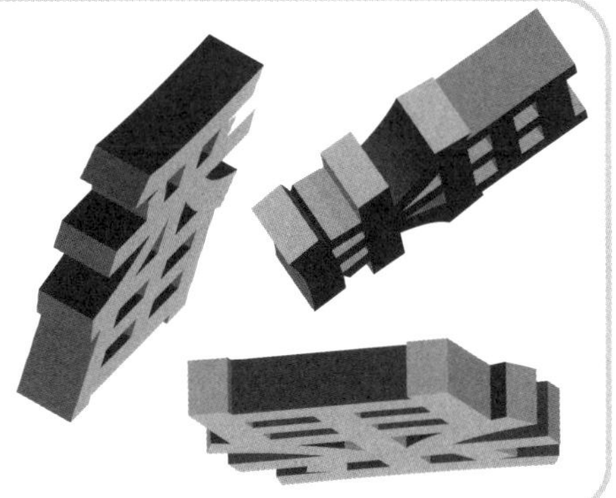

答え

⑭

答え

⑪

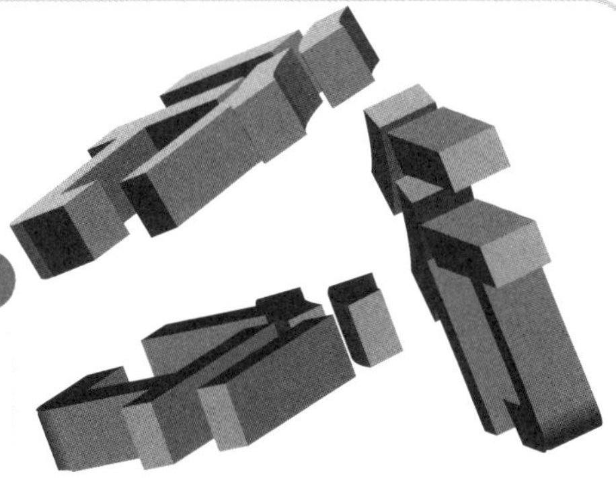

答え

⑮

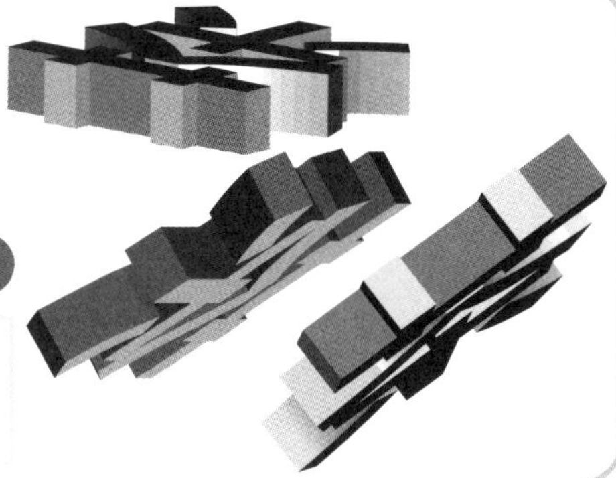

答え

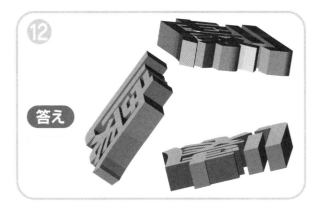

⑫

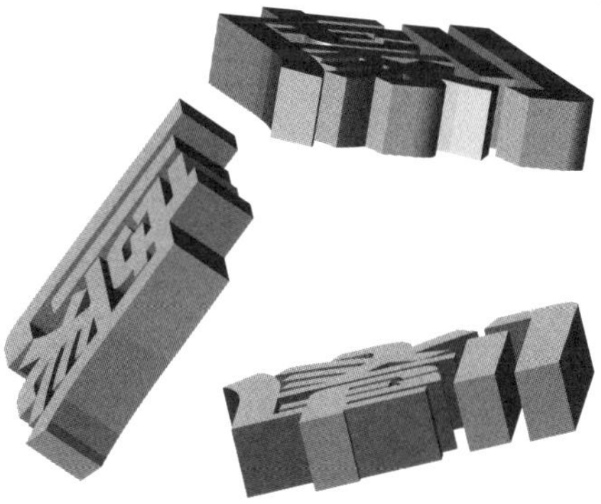

答え

⑯

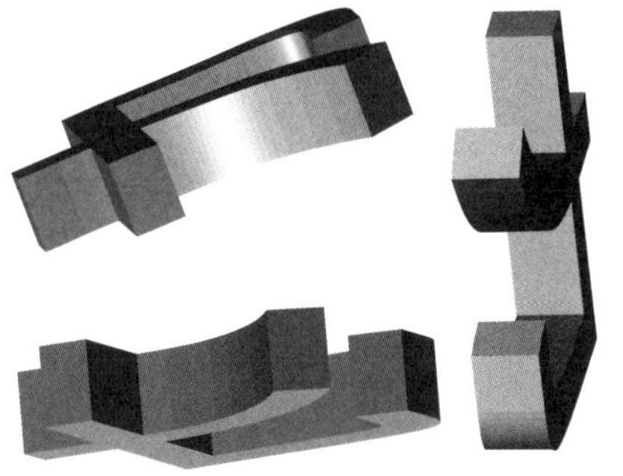

答え

⑬

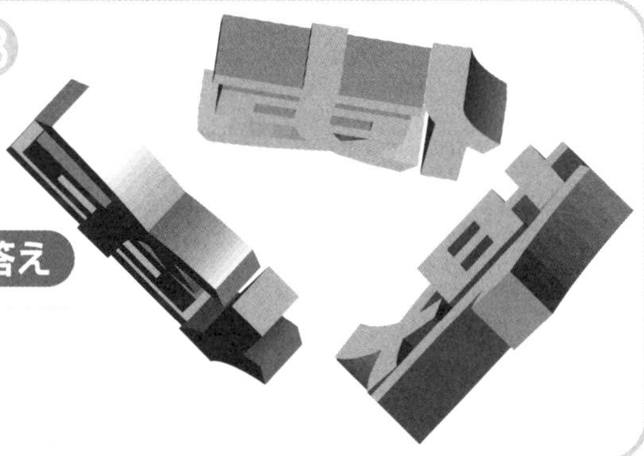

答え

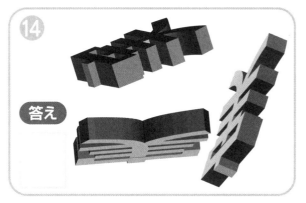

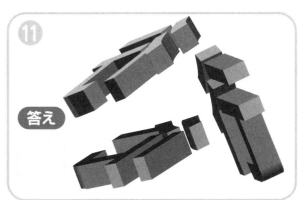

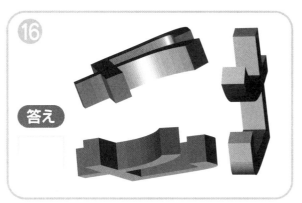

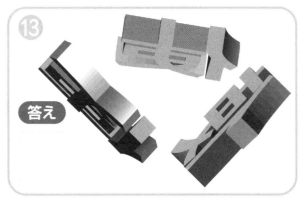

⑰ ⑩～⑯の漢字のうち、3つを使って三字熟語を答えてください

答え

⑱ ⑩～⑯の漢字のうち、4つを使って四字熟語を答えてください

答え

解答 ⑩番、⑪行、⑫劇、⑬使、⑭実、⑮茶、⑯力、⑰茶番劇、⑱実力行使

22日目

# 四字熟語推理クロス

実践日　月　日

難易度4 ★★★★☆

各問には４つの三字熟語が並んでいます。それぞれの三字熟語の空欄（□）①～④の漢字を組み合わせると四字熟語になるので、①～④に入る漢字を推理して解答欄に記入してください。

**1**

①職者
雛②形
③主制
遺伝④

答え ①□ ②□ ③□ ④□

**2**

①丈夫
受話②
③婚化
④績表

答え ①□ ②□ ③□ ④□

**3**

商①券
現②犯
漢③薬
④方形

答え ①□ ②□ ③□ ④□

**4**

感①量
怪②人
白昼③
④学生

答え ①□ ②□ ③□ ④□

**5**

①民館
②後日
③義漢
④江戸

答え ①□ ②□ ③□ ④□

**6**

①過性
記②碑
自③的
④業家

答え ①□ ②□ ③□ ④□

**7**

献①台
千②足
③物詩
神無④

答え ①□ ②□ ③□ ④□

**8**

甘海①
②葉色
美③子
乙④座

答え ①□ ②□ ③□ ④□

**9**

①数点
思②期
金曜③
共④国

答え ①□ ②□ ③□ ④□



解答 ❶聖人君子、❷大器晩成、❸品行方正、❹無我夢中、❺公明正大、❻一念発起、❼花鳥風月、❽老若男女、❾小春日和

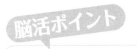

脳活ポイント

## 推理力と言語中枢が発達する

最終的な答えを見つけるのに、いろいろな角度から問題を考える推理力が養えます。見慣れない三字熟語があれば、このさい記憶しましょう。言語中枢が刺激されて、日ごろの会話に語彙が増えるはずです。

目標時間

| 50代まで | 60代 | 70代以上 |
|---|---|---|
| 20分 | 30分 | 40分 |

正答数 ／18問　かかった時間 分

### ⑩

①邦人
②八丁
共③体
金属④

答え ① ② ③ ④

### ⑪

①角獣
得②先
③門家
居④地

答え ① ② ③ ④

### ⑫

①爆剤
四②球
③転数
中高④

答え ① ② ③ ④

### ⑬

世帯①
観光②
運③手
④置法

答え ① ② ③ ④

### ⑭

充①器
②合成
③鹸水
活④山

答え ① ② ③ ④

### ⑮

①模様
怒髪②
③不同
④長戦

答え ① ② ③ ④

### ⑯

血①板
②一番
③光浴
大④魂

答え ① ② ③ ④

### ⑰

①味線
防②具
③季報
④泉宿

答え ① ② ③ ④

### ⑱

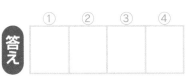

①土色
追徴②
柱③計
現④文

答え ① ② ③ ④

解答 ⑩異口同音、⑪一意専心、⑫起死回生、⑬主客転倒、⑭電光石火、⑮雨天順延、⑯小春日和、⑰三寒四温、⑱黄金時代

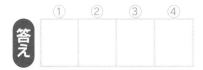

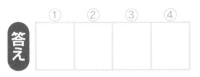

# 23日目 漢字ジグソー

実践日

月　日

難易度❹★★★★☆

　各問、ある１つの漢字が３～４つの断片に分かれています。それらのピースを頭の中で組み合わせ、元の漢字１字を当ててください。まず、答えの漢字を思い浮かべ、問題と照らし合わせると答えやすいでしょう。

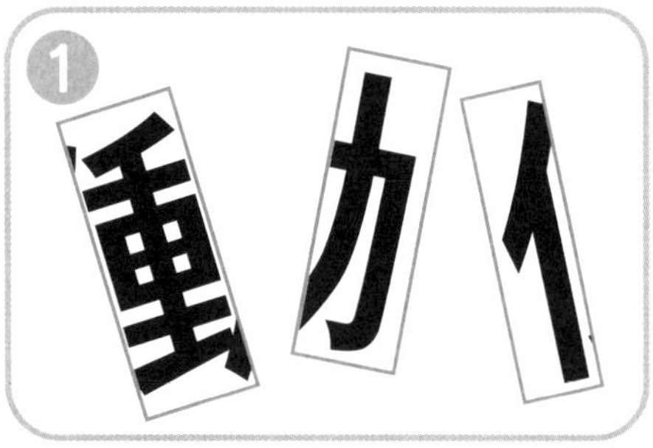

答え

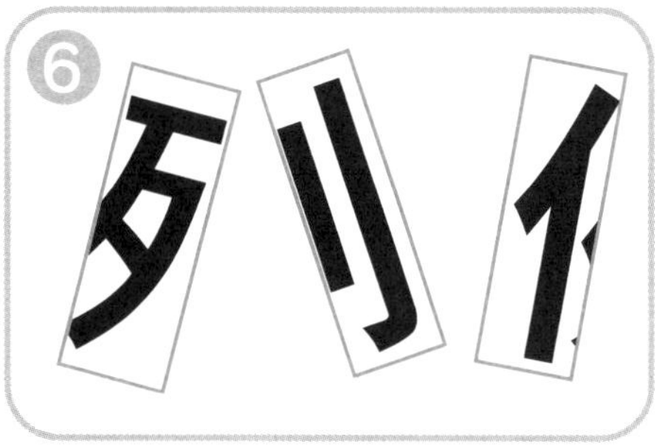

答え

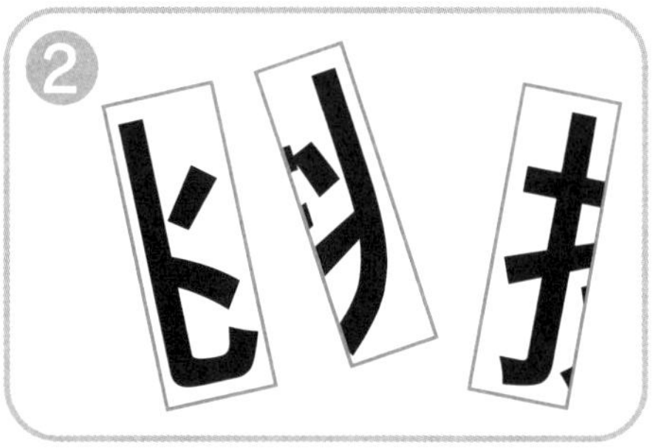

答え

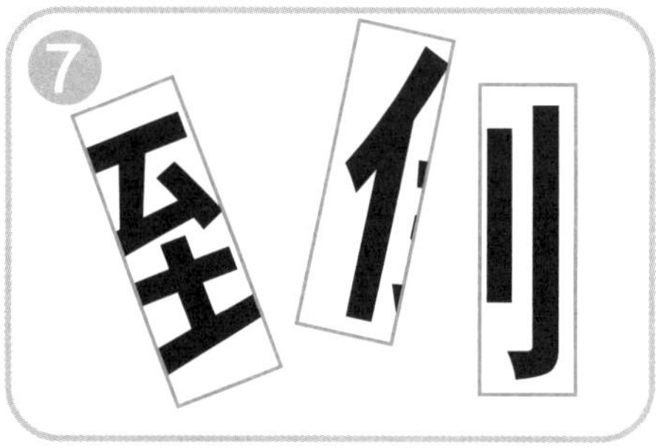

答え

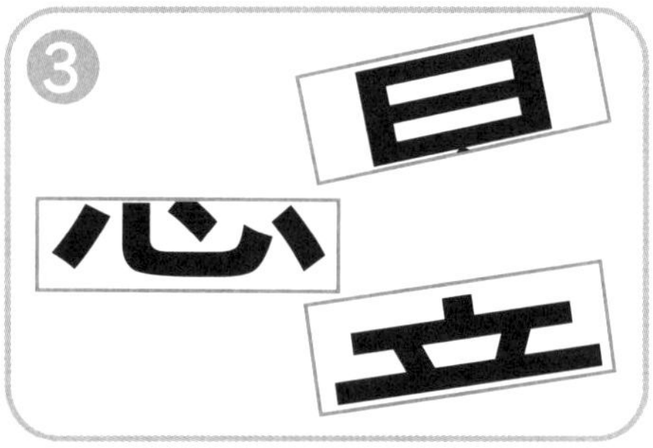

答え

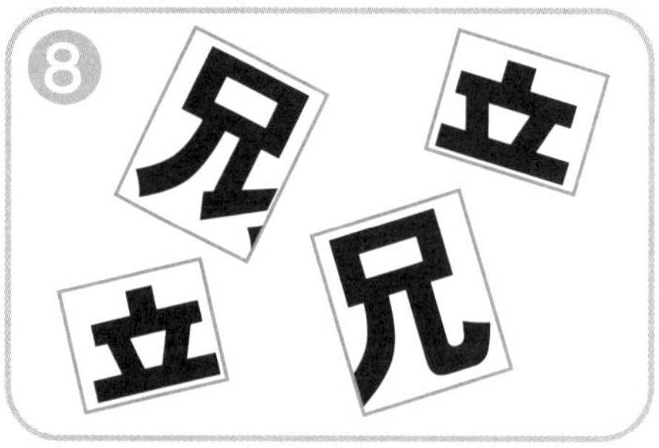

答え

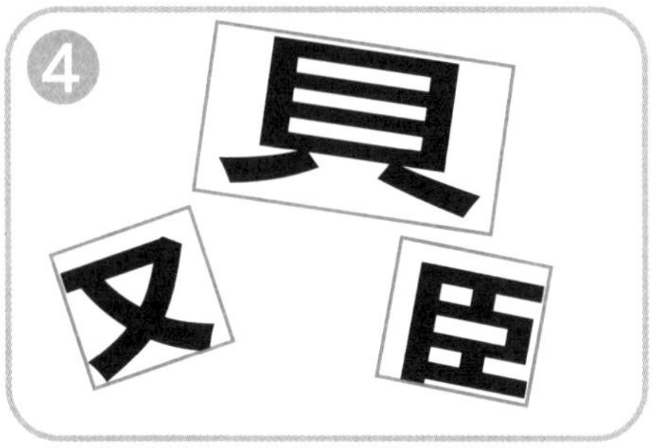

答え

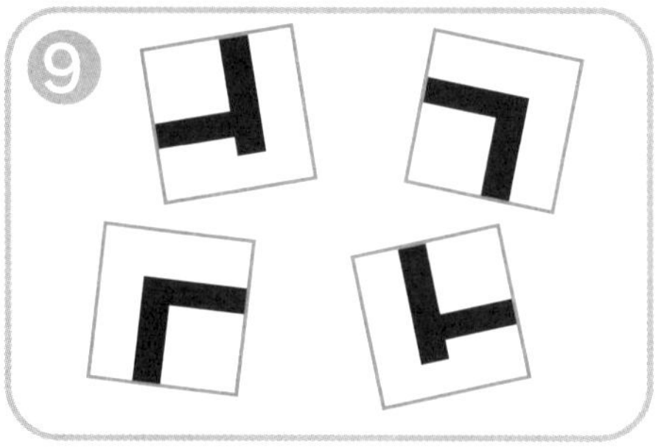

答え

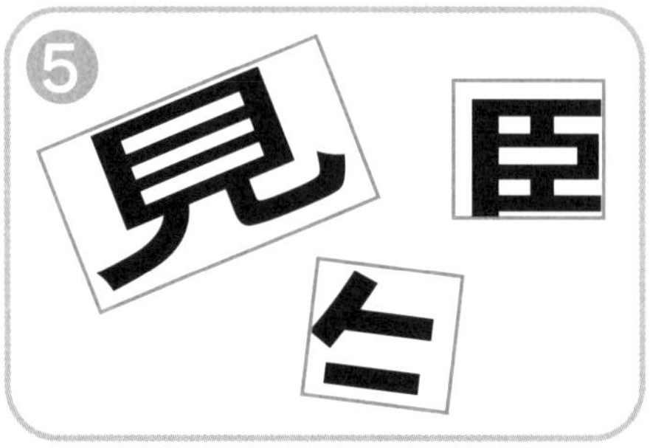

答え

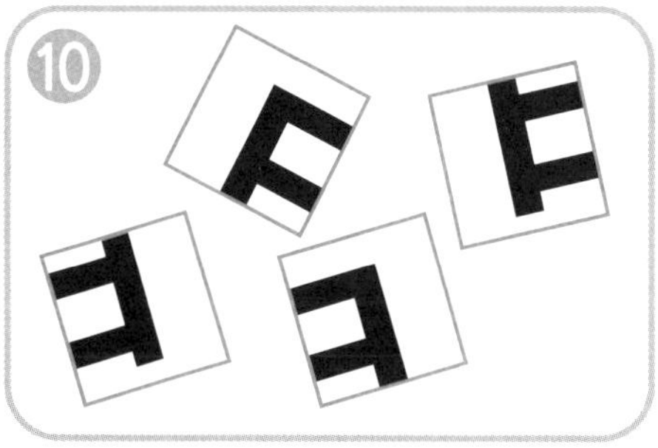

答え

解答　❶働、❷挑、❸意、❹賢、❺覧、❻例、❼倒、❽競、❾口、❿目

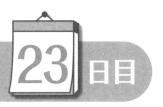

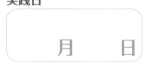

脳活ポイント

## 直感力も漢字力も鍛える！

頭の中で完成図をイメージしたり、ピースの組み合わせを直感的に判断したりするため、イメージ力や直感力を担う右脳の活性化に役立つほか、想起力・判断力も養われます。

目標時間

| 50代まで | 60代 | 70代以上 |
|---|---|---|
| 30分 | 40分 | 50分 |

正答数　／20問

かかった時間　分

⑪
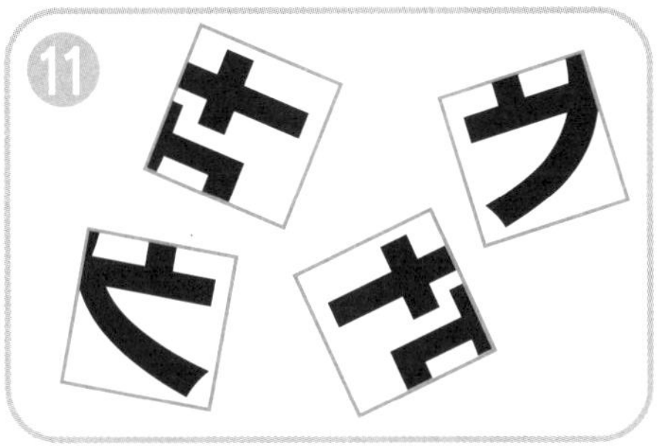
答え

⑫
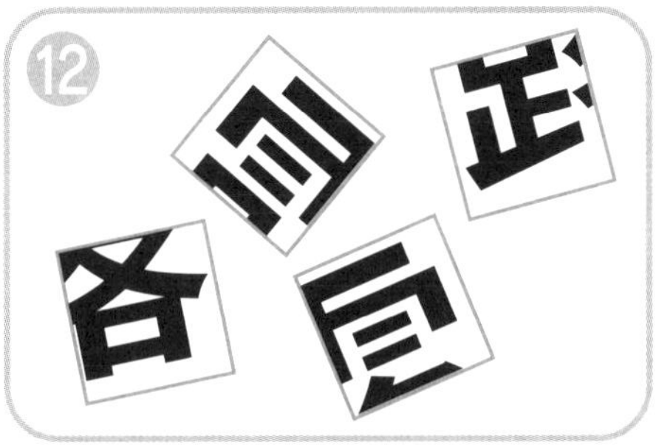
答え

⑬
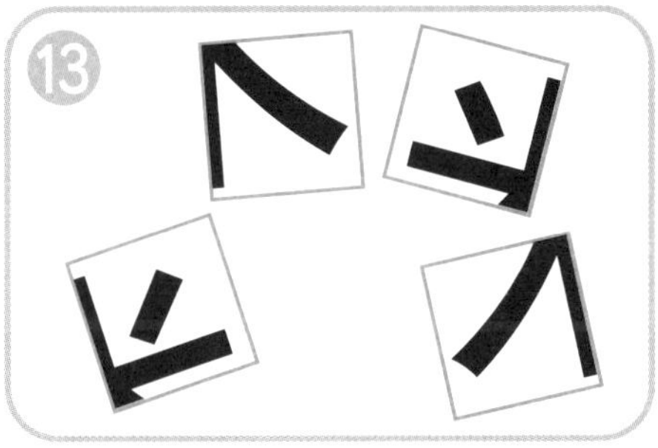
答え

⑭
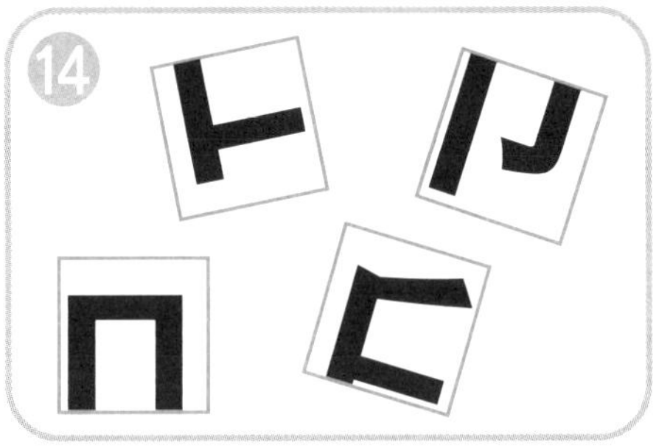
答え

⑮
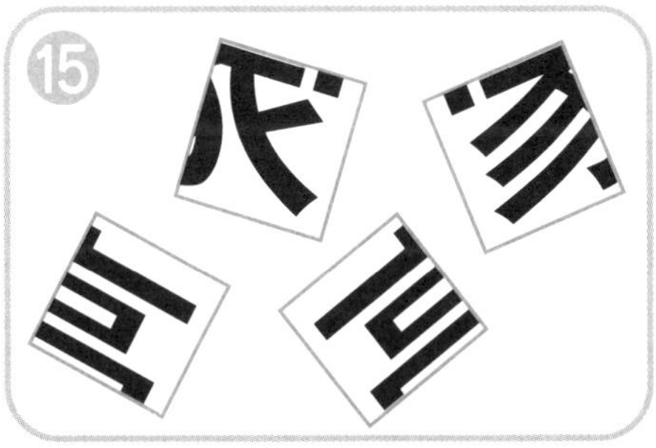
答え

⑯
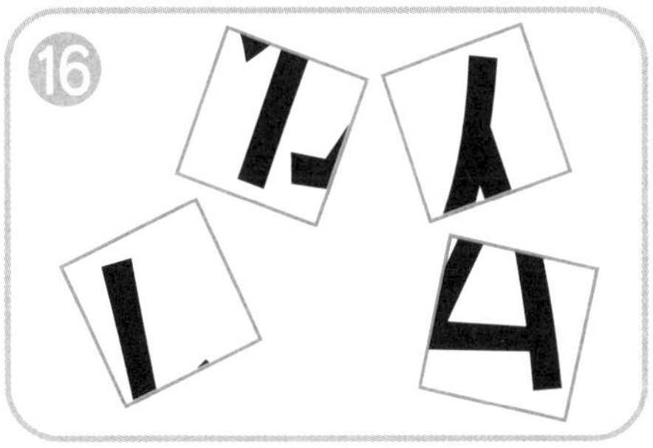
答え

⑰
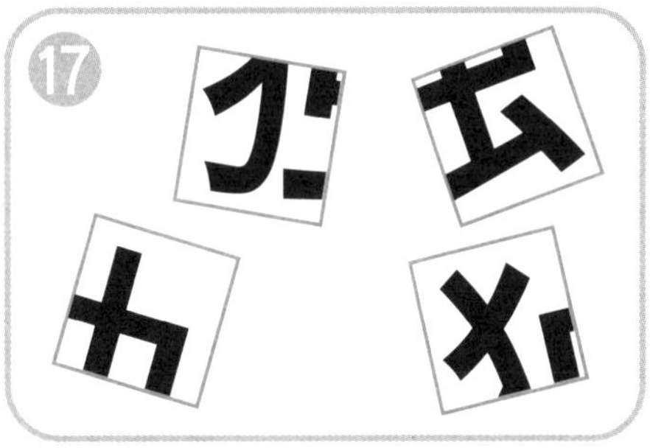
答え

⑱
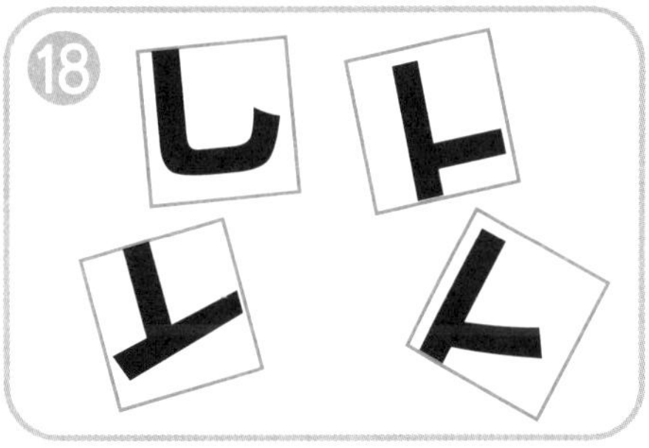
答え

⑲
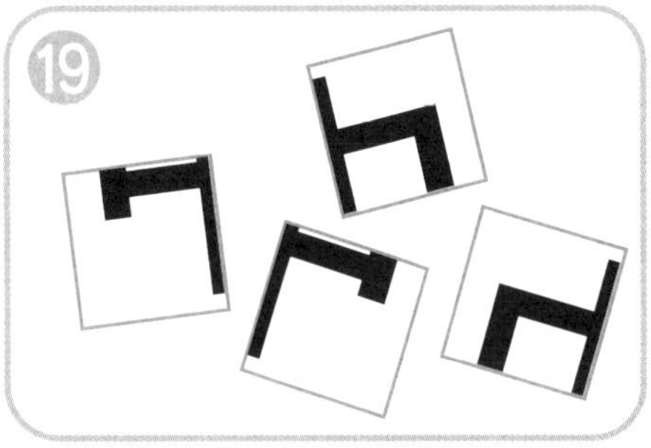
答え

⑳
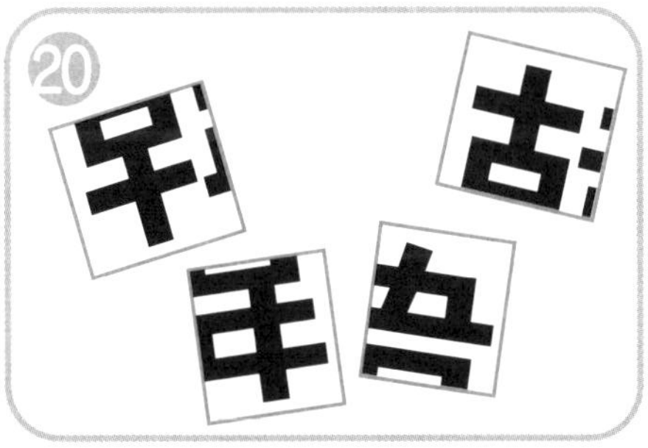
答え

解答　⑪英、⑫露、⑬米、⑭印、⑮豪、⑯仏、⑰独、⑱比、⑲中、⑳韓（共通点・国名）

# 24日目 意味から熟語探し

実践日

月　日

難易度③★★★☆☆

Ａ～Ｄは、❶～❼の問題で構成されています。❶～❼の説明を読み、それがどんな三字熟語、もしくは四字熟語を示すか、推測してください。リスト部分にある７つの漢字は❶～❼に１つずつ用います。

## Ａ

Ａのリスト　岩　肉　柔　護　前　年　頭

❶50歳前後で不調を感じやすいころ　□□期

❷親が子供を世話しすぎること　過□□

❸組織がまとまっていることのたとえ　一□□

❹ぜいたくを極めた盛大で豪勢な宴　□池□□

❺これより先、障害があること　□□多□

❻雑念がなく、苦しみもないさま　□□滅□

❼はっきりせず、決断できない性格　優□□□

## Ｂ

Ｂのリスト　縦　床　触　交　心　面　月

❶自分の品位を大切にする気持ち　自□□

❷敷きっぱなしにしてある布団　□年□

❸初めて顔を会わせること　初□□

❹非常に危険な状態に直面している　□□□発

❺四季折々の美しい景色　□鳥□□

❻自由自在に行動すること　□□無□

❼つき合いを円滑にするあいさつ　社□□□



解答　Ａ❶更年期、❷過保護、❸一枚岩、❹酒池肉林、❺前途多難、❻心頭滅却、❼優柔不断
Ｂ❶自尊心、❷万年床、❸初対面、❹一触即発、❺花鳥風月、❻縦横無尽、❼社交辞令

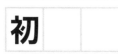

脳活ポイント

## 推理力と記憶力を同時に磨く

短い文章から内容を素早くくみ取り、三字熟語と四字熟語を思い出す作業です。推理力と記憶力が同時によく磨かれます。思い出すさいには、頭の中でその場面をイメージしてみましょう。

目標時間

| 50代まで | 60代 | 70代以上 |
|---|---|---|
| 15分 | 20分 | 30分 |

正答数 ／28問　かかった時間 分

### C　Cのリスト　遊　私　方　剛　事　行　門

① ダイヤモンドの日本語名　□□石

② 郵便局内に設置されたポスト　□□箱

③ 夫婦や恋人の関係を断つこと　□□半

④ みんなに調子よく振る舞うこと　□□□人

⑤ 優れた技術を公にしないこと　□□不□

⑥ 名所を巡って楽しむこと　□見□□

⑦ 根も葉もない間違い　□□□根

### D　Dのリスト　太　閑　同　高　常　頭　教

① どんな並び方でもいいこと　□不□

② 相場などで上下に激しく動くさま　□□下

③ 確実であることを保証すること　□鼓□

④ 人の行いを見て、自分も注意すること　□面□□

⑤ 永久不変のものはないこと　諸□□□

⑥ 横道にそれた話をもとに戻すこと　□□休□

⑦ 質問に対し、口で答えること　□□試□

解答　C ①金剛石、②私書箱、③三行半、④八方美人、⑤門外不出、⑥物見遊山、⑦事実無根
D ①順不同、②乱高下、③太鼓判、④反面教師、⑤諸行無常、⑥閑話休題、⑦口頭試問

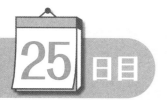

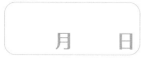

# 25日目 つなぎ言葉クロス

実践日

月　日

難易度③★★★☆☆

　各問、中央の解答欄の左側には答えの前につく言葉が、右側には後ろにつく言葉が2つずつ並んでいます。これらの言葉が前後につけられる言葉を、ヒントにしたがって解答欄に書いてください。

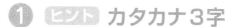

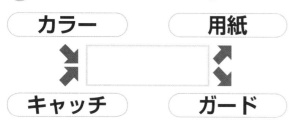

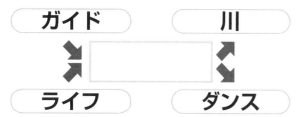

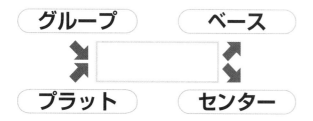

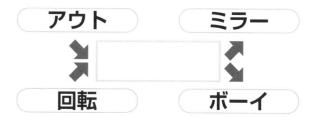

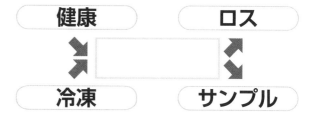

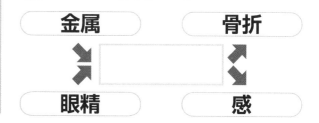

① ヒント カタカナ3字

| 前 | 解答欄 | 後 |
|---|---|---|
| カラー | | 用紙 |
| キャッチ | | ガード |

② ヒント 漢字1字

| 前 | 解答欄 | 後 |
|---|---|---|
| 三面 | | 開き |
| 老眼 | | 文字 |

③ ヒント カタカナ3字

| 前 | 解答欄 | 後 |
|---|---|---|
| ガイド | | 川 |
| ライフ | | ダンス |

④ ヒント 漢字2字

| 前 | 解答欄 | 後 |
|---|---|---|
| 早口 | | 遊び |
| 枕 | | 尻 |

⑤ ヒント カタカナ3字

| 前 | 解答欄 | 後 |
|---|---|---|
| グループ | | ベース |
| プラット | | センター |

⑥ ヒント カタカナ3字

| 前 | 解答欄 | 後 |
|---|---|---|
| 金 | | 電池 |
| プッシュ | | ダウン |

⑦ ヒント カタカナ2字

| 前 | 解答欄 | 後 |
|---|---|---|
| アウト | | ミラー |
| 回転 | | ボーイ |

⑧ ヒント 漢字2字

| 前 | 解答欄 | 後 |
|---|---|---|
| 健康 | | ロス |
| 冷凍 | | サンプル |

⑨ ヒント 漢字1字

| 前 | 解答欄 | 後 |
|---|---|---|
| 人工 | | だるま |
| 万年 | | 化粧 |

⑩ ヒント 漢字2字

| 前 | 解答欄 | 後 |
|---|---|---|
| 金属 | | 骨折 |
| 眼精 | | 感 |

解答 ①コピー、②鏡、③ライン、④言葉、⑤ホーム、⑥ボタン、⑦ドア、⑧食品、⑨雪、⑩疲労

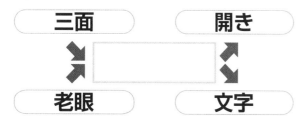

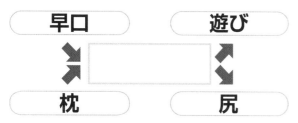

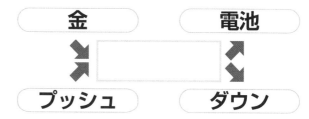

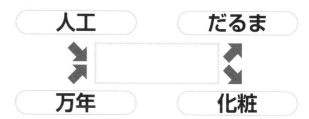

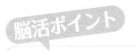

脳活ポイント

## ひらめきが磨かれて思考も深まる

４つの言葉をヒントに、想起力を駆使してつなげられる言葉を探します。ヒントの単語を声に出してみると、パッとひらめく場合も。関連の深い言葉を考えていくうちに正解にたどり着くときもあります。

目標時間

| 50代まで | 60代 | 70代以上 |
|---|---|---|
| 20分 | 25分 | 30分 |

| 正答数 | かかった時間 |
|---|---|
| ／20問 | 分 |

⑪ ヒント カタカナ３字

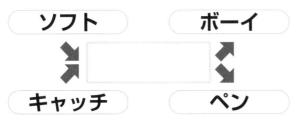

ソフト　ボーイ
キャッチ　ペン

⑫ ヒント 漢字１字

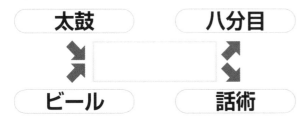

太鼓　八分目
ビール　話術

⑬ ヒント 漢字２字

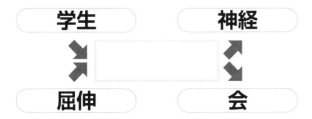

学生　神経
屈伸　会

⑭ ヒント カタカナ４字

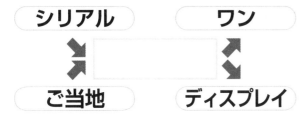

シリアル　ワン
ご当地　ディスプレイ

⑮ ヒント カタカナ３字

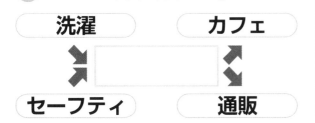

洗濯　カフェ
セーフティ　通販

⑯ ヒント カタカナ２字

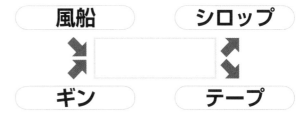

風船　シロップ
ギン　テープ

⑰ ヒント 漢字２字

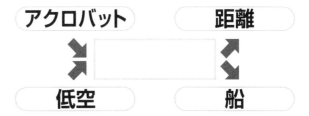

アクロバット　距離
低空　船

⑱ ヒント 漢字１字

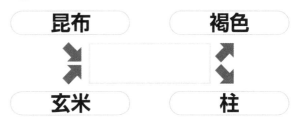

昆布　褐色
玄米　柱

⑲ ヒント カタカナ３字

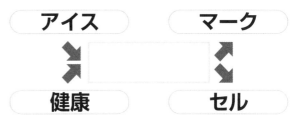

アイス　マーク
健康　セル

⑳ ヒント 漢字２字

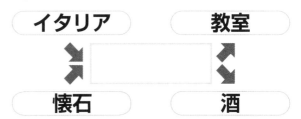

イタリア　教室
懐石　酒

解答 ⑪ボール、⑫腹、⑬運動、⑭ナンバー、⑮ネット、⑯ガム、⑰飛行、⑱茶、⑲ランド、⑳料理

# 26日目 4ヒント四字熟語

実践日

月　日

難易度4★★★★☆

４つのヒントから、漢字４字でできた言葉を推理して解答欄に記入してください。ヒントのうち、①〜③は漢字１文字、もしくは２文字のヒント、④は言葉全体のヒントになっています。

**1**

①1文字めは英語で「ファイブ」
②2文字めは距離の単位にも使用
③4文字めは上と下のあいだ
④見込みが立たず困ること

答え

**2**

①1文字めの訓読みは「たまき」
②3文字めは「●育園」「担●」
③4文字めは英語で「オール」
④エコバッグ持参などできることから

答え

**3**

①1文字めはカタカナにも見える漢字
②2文字めは「●実無根」「一大●」
③3文字めは「おうへん」に「み（る）」
④安全のためヘルメット必須

答え

**4**

①1文字めは傾斜のある道
②2文字めは四角に十字
③4文字めは「ひへん」に「てら」
④熊にまたがりお馬の稽古

答え

**5**

①1文字めは英語で「カントリー」
②2文字めの訓読みは「かた（る）」
③4文字めは「●型的」「祭●」
④あいうえお順に並んでます

答え

**6**

①1文字めの訓読みは「いたわ（る）」
②2文字めは「にんべん」に「うご（く）」
③3文字めは英語で「クラス」
④団結してガンバロウ

答え

**7**

①1文字めは「前●」「現●」「●紀末」
②3文字めは「ぎょうにんべん」に「ただ（しい）」
③4文字めは着るもの
④悪の組織が抱く野望

答え

**8**

①1文字めは「●関」「武田信●」
②2文字めは日本人の主食
③3文字めは食用の草
④体の中から健康に

答え



解答 ①五里霧中、②環境保全、③工事現場、④坂田金時、⑤国語辞典、⑥労働組合、⑦世界征服、⑧玄米菜食

脳活ポイント

## 言語をつかさどる側頭葉が活性化

各問に提示された４つのヒントから漢字を連想し、その漢字を組み合わせてできる四字熟語を推理することで言語をつかさどる側頭葉が活性化し、直感力や発想力、識別力を鍛える効果が見込めます。

目標時間

| 50代まで | 60代 | 70代以上 |
|---|---|---|
| 15分 | 25分 | 30分 |

正答数　　／16問

かかった時間　　分

### ⑨
①1文字めは岸から離れた海
②3文字めは「いと」「おおやけ」「こころ」
③4文字めの訓読みは「つかさ」
④新撰組一番隊組長

答え

### ⑩
①1文字めの方位記号は「N」
②2文字めは「東男に●女」
③3文字めには漢数字が入る
④2022年2月開催

答え

### ⑪
①1文字めは「●酒」「●干し」
②2文字めは天から落下する水滴
③3文字めは英語で「フロント」
④毎年6月ごろにやって来る

答え

### ⑫
①1文字めの反対語は「善」
②2文字めの訓読みは「いくさ」
③3文字めは「●あれば楽あり」
④強敵が相手

答え

### ⑬
①1文字めは「けものへん」に「もの」
②3文字めは「盗っ人●々しい」
③4文字めの反対語は「退」
④目標に向かってまっすぐに

答え

### ⑭
①1文字めは私たちが住むところ
②2文字めは英語で「ガーデン」
③3文字めは「●科書」「異●徒」
④1対1で教えてくれます

答え

### ⑮
①1文字めの化学式は$H_2O$
②2文字めは英語で「ドア」
③3文字めは「もうすぐ赤信号」
④天下の副将軍

答え

### ⑯
①1文字めは日本の国花
②2文字めは英語で「アイランド」
③4文字めは植物の地中にある部分
④鹿児島名産

答え

解答　⑨沖田総司、⑩北京五輪、⑪梅雨前線、⑫悪戦苦闘、⑬猪突猛進、⑭家庭教師、⑮水戸黄門、⑯桜島大根

# 27日目 バラバラ言葉

実践日

月　日

難易度④★★★★☆

各問のカタカナは、ある言葉をバラバラにしたものです。ヒントを参考にして正しく並べ替え、もとの言葉を漢字で答えてください。□には漢字１文字が入り、ひらがながあれば表示されています。

① ボソフ

□□□

ヒント 田舎　故郷

② キビシイ

□□□

ヒント 魅力的　化粧品

③ カョシウキ

□□□

ヒント 防災　一家に一台

④ イルカワザ

□□□

ヒント 避暑地　長野県

⑤ キンュムネジウュウ

□□□□

ヒント 365日営業　過労

⑥ ポッッウニンレト

□□□□

ヒント 北は北海道　国

⑦ ウクヅシガエュク

□□□

ヒント 小学生　宿題

⑧ ジジョビウトヤュ

□□と□□

ヒント おとぎ話　正反対の二人

⑨ ギテウュクヤチンャ

□□□□

ヒント 逆さま生活　時間帯

⑩ チタセノイクンノ

□の□□

ヒント 旅行　苦労からの解放

解答 ❶祖父母、❷美意識、❸消火器、❹軽井沢、❺年中無休、❻日本列島、❼学習机、❽美女と野獣、❾昼夜逆転、❿命の洗濯

脳活ポイント

## 認知力が驚くほど強化される

問題を読んだときに、その語感にとらわれてしまうと答えが見つかりにくくなります。問題を構成しているカタカナ1つずつに注目すると、答えが浮かんできます。くり返せば認知力が驚くほど強化されます。

目標時間

| 50代まで | 60代 | 70代以上 |
|---|---|---|
| 20分 | 25分 | 30分 |

正答数　　／20問　　かかった時間　　分

⑪ ゴチイコ

□□□

ヒント 場所の感じ　部屋

⑫ ショキヒチウ

□□□

ヒント 財布　金庫

⑬ ネトハンブ

□□□

ヒント 寝床　ダウン

⑭ クウイョバシチ

□□□

ヒント 3段階　格付け

⑮ ウウュカウュキキユ

□□□□

ヒント 土日祭日以外　労働者の権利

⑯ ノウウロクジョキン

□□の□□

ヒント 頭の中　役立たず

⑰ ダリソンウイジ

□□□□

ヒント 伊藤博文　政治

⑱ カサイセイン

□□□□

ヒント ピラミッド　富士山

⑲ キシャンチュシウ

□□□□

ヒント 交通違反　月極

⑳ トビゼウンシモノフ

□□の□□

ヒント 今にも消える　ロウソク

解答 ⑪居心地、⑫貴重品、⑬羽布団、⑭松竹梅、⑮有給休暇、⑯机上の空論、⑰総理大臣、⑱世界遺産、⑲駐車禁止、⑳風前の灯火

# 28日目 数字つなぎ三字熟語

実践日

月　　日

難易度❸★★★☆☆

１の★印から２の●印、３の●印というように各数字の印を順序よく線でつなぐと現れる３文字の漢字を使ってできる熟語を答えてください。最後の数字の印は☆です。最後まで線を引かなくても答えは導けます。

❶

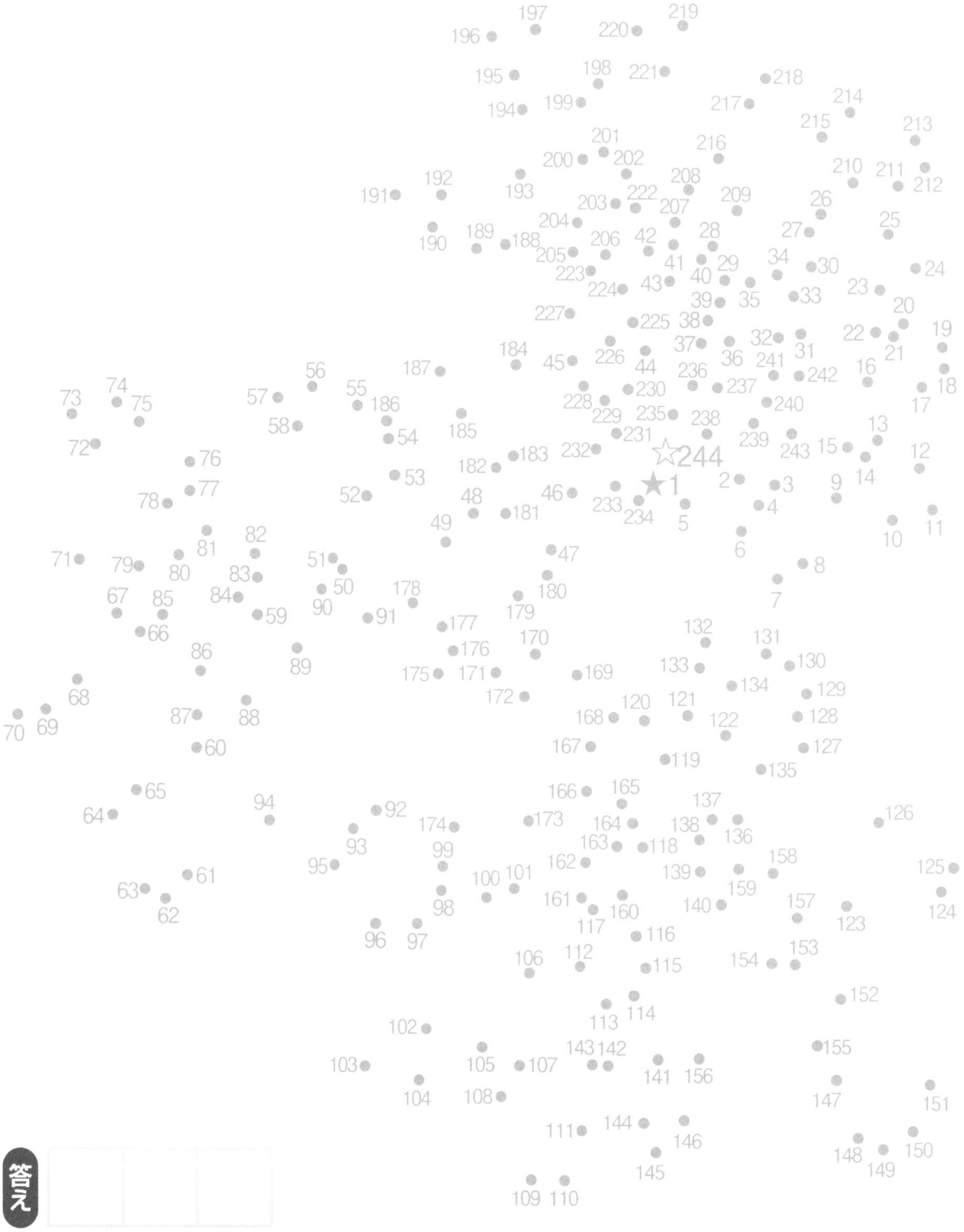

答え

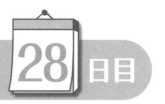

脳活ポイント

## 見る力を磨き脳が活性

浮かび上がった図形から漢字を読み取り、三字熟語が何かを答えることで、脳の「見る力」の訓練にもなります。また、点を1から順につなげるため、注意力や集中力も鍛えられます。

目標時間

| 50代まで | 60代 | 70代以上 |
|---|---|---|
| 15分 | 30分 | 40分 |

| 正答数 | かかった時間 |
|---|---|
| /2問 | 分 |

❷

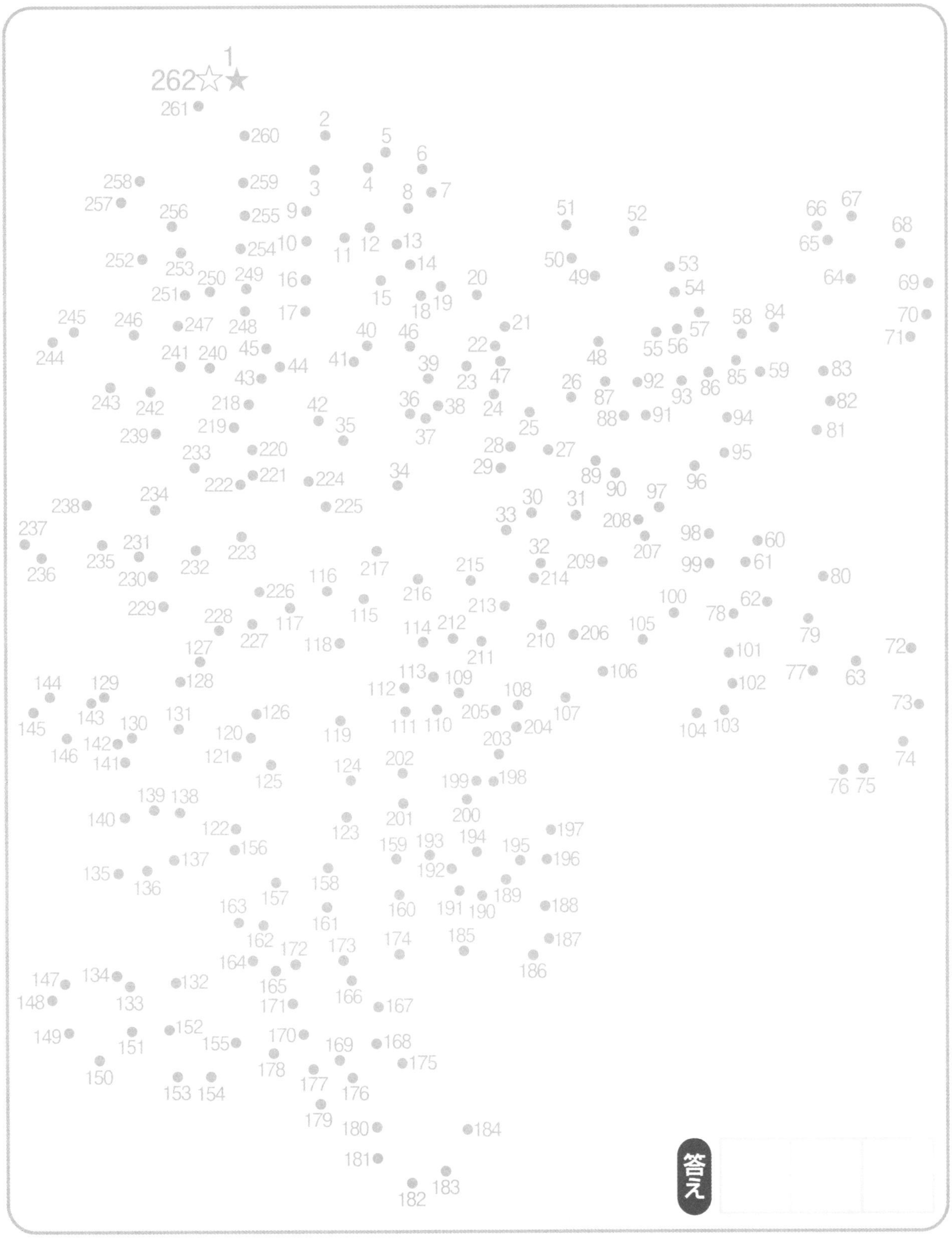


※解答は87ページをご覧ください

# 29日目 反対語強化ドリル

実践日　　月　　日

難易度4★★★★☆

①～㉜に示された漢字や言葉の反対語を答えてください。1つのマスに漢字やひらがなが1文字ずつ入りますが、答えるのは漢字のみ。リストから選びましょう。リストの漢字はすべて使います。

①～⑯のリスト

| | | | | | | | | | |
|---|---|---|---|---|---|---|---|---|---|
| 覆 | 焼 | 増 | 湯 | 忙 | 模 | 冷 | 書 | 水 | 丸 |
| 紙 | 下 | 雨 | 降 | 重 | 索 | 分 | 腐 | 見 | 半 |
| 知 | 一 | 暗 | 朝 | 厚 | 返 | 豆 | 縮 | 盆 | 中 |

① 角 → □

② 伸 → □

③ 減 → □

④ 暇 → □

⑤ 乗 → □

⑥ 丁 → □

⑦ 熱 → □

⑧ 晴 → □

⑨ 夕焼け → □□け

⑩ 清書 → □□き

⑪ 薄っぺら → □□い

⑫ 顔なじみ → □ず□らず

⑬ 冷やっこ → □□□

⑭ 青天白日 → □□□□

⑮ 月とすっぽん → □□□

⑯ 元の鞘に収まる → □□□に□らず



解答 ①丸、②縮、③増、④忙、⑤降、⑥半、⑦冷、⑧雨、⑨朝焼け、⑩下書き、⑪分厚い、⑫見ず知らず、⑬湯豆腐、⑭暗中模索、⑮紙一重、⑯覆水盆に返らず

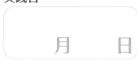

脳活ポイント

## 記憶がつながり想起力がアップする

反対語を思い出すために、脳は単に言葉だけでなくモノや状況も関連してイメージしています。さらに、答えを漢字で書く作業があるので、記憶がしっかり再構築されて想起力が大幅にアップするでしょう。

目標時間

| 50代まで | 60代 | 70代以上 |
|---|---|---|
| 20分 | 25分 | 30分 |

正答数 ／32問　かかった時間 分

⑰～㉜のリスト

急 我 柔 給 古 数 浅 断 優 長 替
愚 美 片 鳥 臭 返 者 不 罰 弟 善
年 閑 付 玉 億 花 万 鳴

⑰ 需 → □

⑱ 深 → □

⑲ 賢 → □

⑳ 香 → □

㉑ 師 → □

㉒ 実 → □

㉓ 醜 → □

㉔ 賞 → □

㉕ 本人 → □え□

㉖ 散らかす → □□ける

㉗ 気を失う → □に□る

㉘ 満年齢 → □え□

㉙ 一文無し → □□□□

㉚ 即断即決 → □□□□

㉛ 悪は延べよ → □は□げ

㉜ 千客万来 → □□□が□く

解答 ⑰給、⑱浅、⑲愚、⑳臭、㉑弟、㉒花、㉓美、㉔罰、㉕替え玉、㉖片付ける、㉗我に返る、㉘数え年、㉙億万長者、㉚優柔不断、㉛善は急げ、㉜閑古鳥が鳴く

# 30日目 ひらめき二字熟語

実践日

月　日

難易度4★★★★☆

❶～⑯の各問のヒントにある漢字を使って、①～④の文章の□□部分に意味がぴったり当てはまるとひらめいた二字熟語を１つ書き入れてください。答えが２つ以上考えられるものもあります。

**❶** ヒント **土**

① 竜馬は南国□□の出身

② □□でお城を作った

③ 娘への□□にケーキを買った

④ 遺跡から□□した陶器

**❷** ヒント **公**

① □□の面前で恥をかいた

② 両親□□の仲だ

③ □□混同してはいけない

④ □□の鉄棒で遊んだ

**❸** ヒント **用**

① □□不明のクギ

② このミスは□□問題にかかわる

③ 亡き父が□□した時計

④ とらぬタヌキの皮□□

**❹** ヒント **空**

① 彼は□□三段の猛者

② □□に記入した

③ □□会社で飛行機を予約した

④ 子供はよく□□の世界にいる

**❺** ヒント **使**

① あの看護師は白衣の□□

② 投手は肩を□□する

③ □□に燃える若者

④ ハトは平和の□□とされる

**❻** ヒント **光**

① 初めて見た□□に感動

② ヒーローの元祖といえる□□仮面

③ □□所は人が多い

④ □□の背番号３

**❼** ヒント **頭**

① メキメキと□□を現す

② □□明晰な男性は素敵

③ □□に話したとおり

④ 健康の秘訣は□□足熱

**❽** ヒント **風**

① □□委員に服装を注意

② 寝る前にお□□に入る

③ □□8号が上陸

④ □□にさらされてもめげない

解答

❶①土佐②粘土③土産④出土、❷①公衆②公認③公私④公園、❸①用途②信用③愛用・使用④算用、❹①空手②空欄③航空④空想、❺①天使②酷使③使命④使者、❻①光景②月光③観光④栄光、❼①頭角②頭脳③冒頭④頭寒、❽①風紀②風呂③台風④逆風・雨風

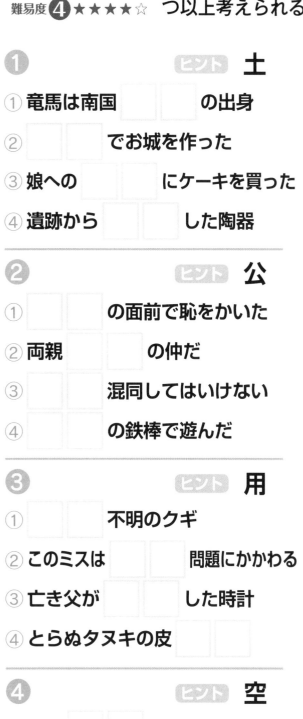

脳活ポイント

## 直感力に加え語彙力も身につく

漢字1文字と文脈から正しい二字熟語を推測するため、直感力や想起力が鍛えられると考えられます。また、実際に二字熟語を書くので、語彙が増えて側頭葉の活性化も期待できます。

目標時間

| 50代まで | 60代 | 70代以上 |
| --- | --- | --- |
| 25分 | 35分 | 50分 |

正答数　　／64問　　かかった時間　　分

### 9　ヒント　歩

① □□者に注意して運転

② 私の給料は□□制だ

③ 国会での□□戦術が話題

④ 目覚ましい技術の□□

### 10　ヒント　入

① 骨折して１ヵ月も□□

② 単刀□□に話す

③ 旬の果物を□□した

④ 大学□□を控え、猛勉強した

### 11　ヒント　力

① □□は必ず報われる

② □□が四股を踏んだ

③ 角煮を作るのに□□鍋を使った

④ 彼の□□を見誤った

### 12　ヒント　本

① □□あるべき姿

② うそではなく□□のことをいえ

③ 2021年の五輪は□□で開催

④ □□が何より大切

### 13　ヒント　好

① □□の目にさらされる

② 孫の笑顔を見て□□をくずす

③ □□魔多し

④ 息子の□□のぎょうざを作った

### 14　ヒント　石

① □□注意の道路標識

② なんてがんこな□□だ

③ □□は鉄を吸い寄せる

④ □□混交の作品が集まった

### 15　ヒント　中

① 勝利を□□にした

② 彼女が話題の□□人物

③ □□の人に会い、ドキドキした

④ テレビで野球□□を観た

### 16　ヒント　白

① バレエの『□□の湖』

② 身の□□を証明しよう

③ 好きな人に□□した

④ 夜でも日が沈まぬ□□の国

解答　⑨①歩行②歩合③牛歩④進歩、⑩①入院②直入③入荷・購入・入手④入試、⑪①努力②力士③圧力④力量・実力・能力、⑫①本来②本当③日本・本国④基本、⑬①好奇②相好③好事④好物、⑭①落石②石頭③磁石④玉石、⑮①手中②中心③意中④中継、⑯①白鳥②潔白③告白④白夜

# 漢字脳活ひらめきパズル⑮ 解答

## 4日目 漢字間違い探し

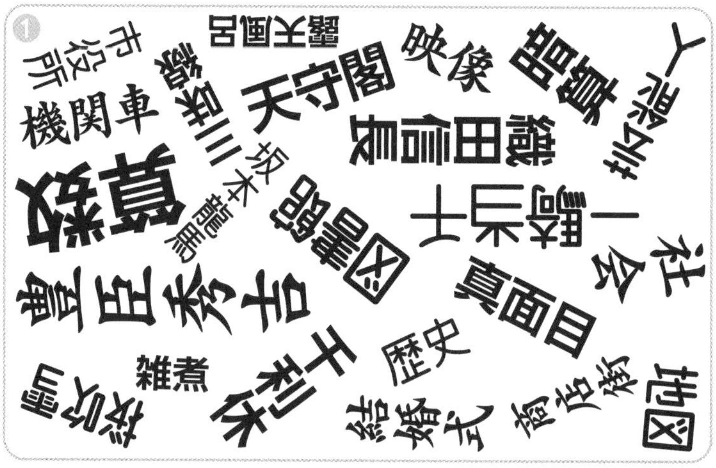

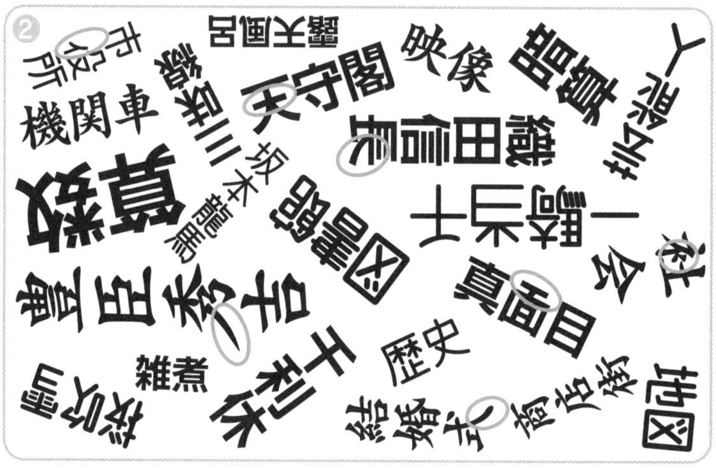

①市役所の「役」、
②天守閣の「天」、
③織田信長の「長」、
④社会の「社」、
⑤結婚式の「式」、
⑥豊臣秀吉の「秀」、
⑦真面目の「面」

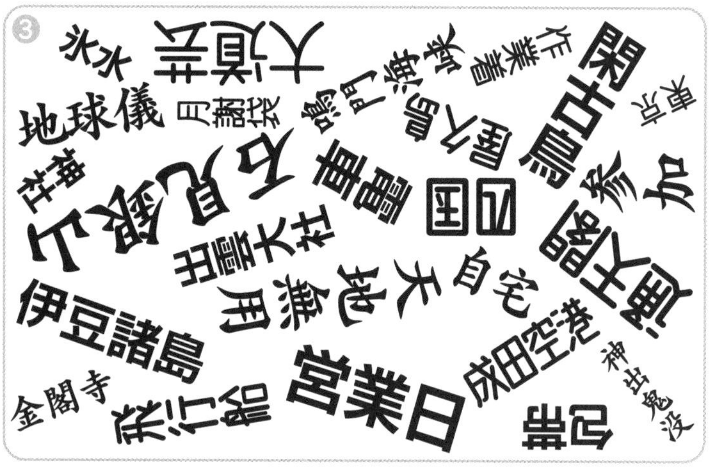

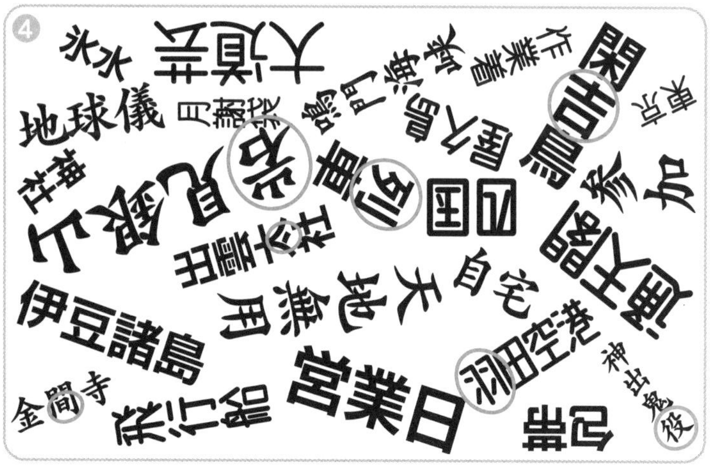

①石見銀山の「石」、
②出雲大社の「大」、
③金閣寺の「閣」、
④電車の「電」、
⑤閑古鳥の「古」、
⑥成田空港の「成」、
⑦神出鬼没の「没」

その他のドリルの解答は各ページの下欄に記載しています。

## 13日目 数字つなぎ三字熟語

❶

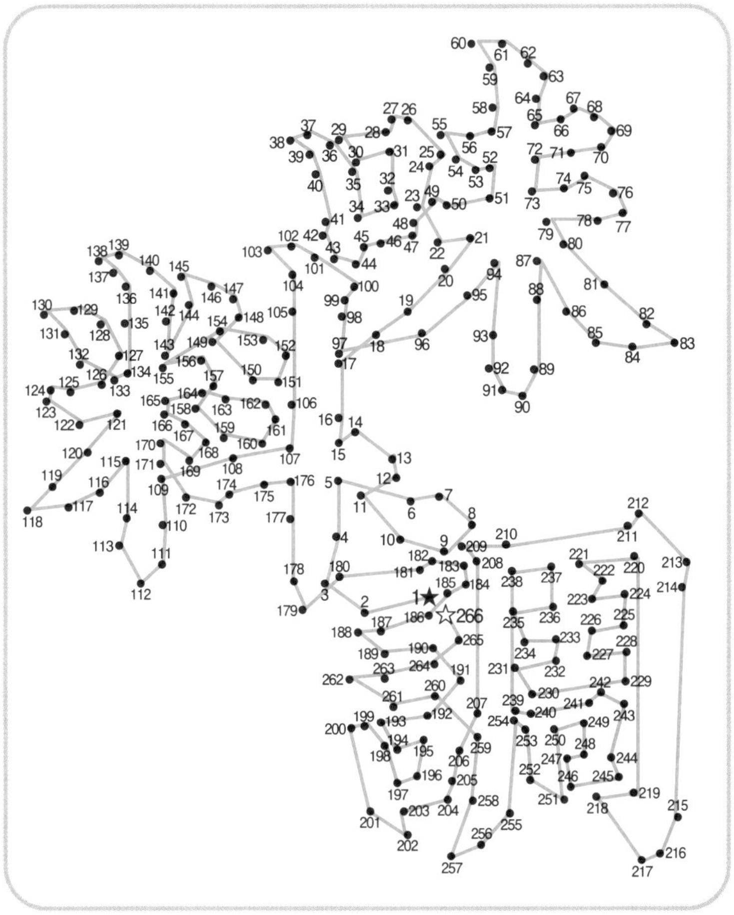

答え 調味料

❷

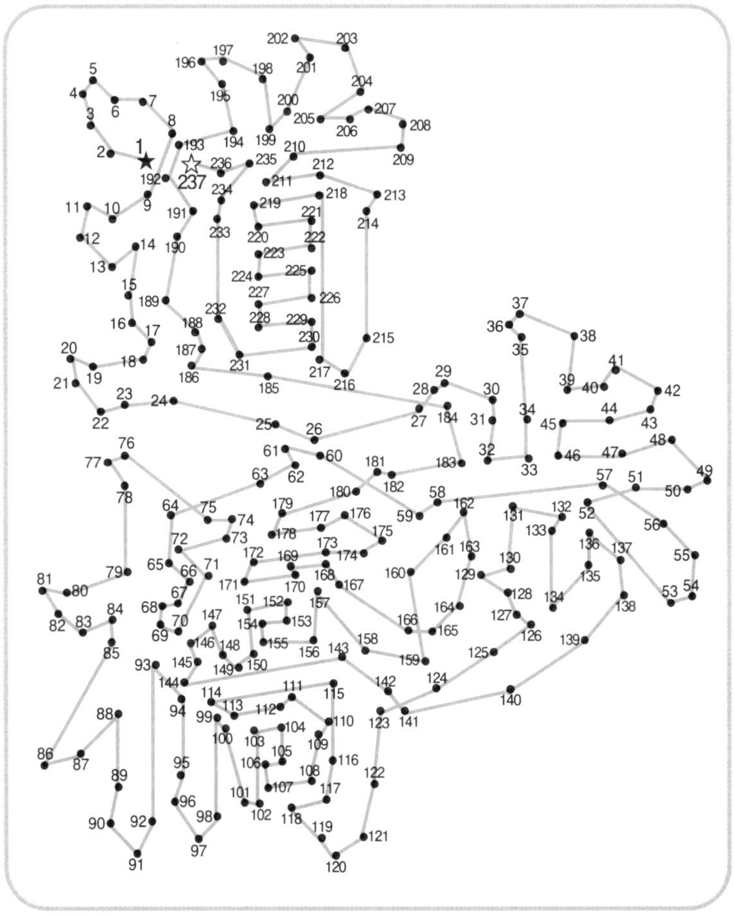

答え 歩道橋

## 19日目 漢字間違い探し

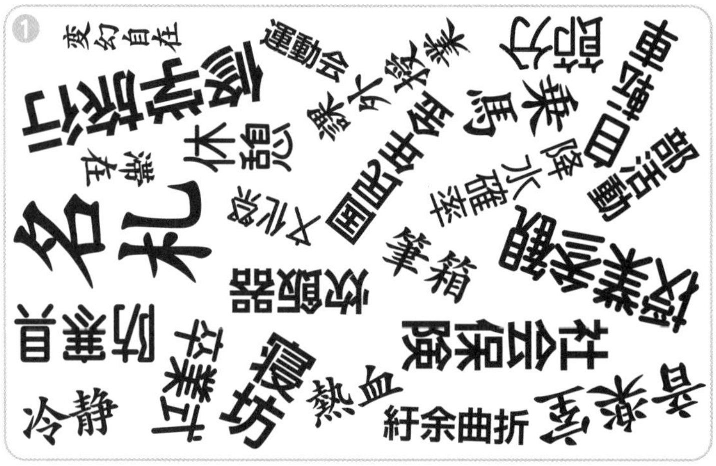

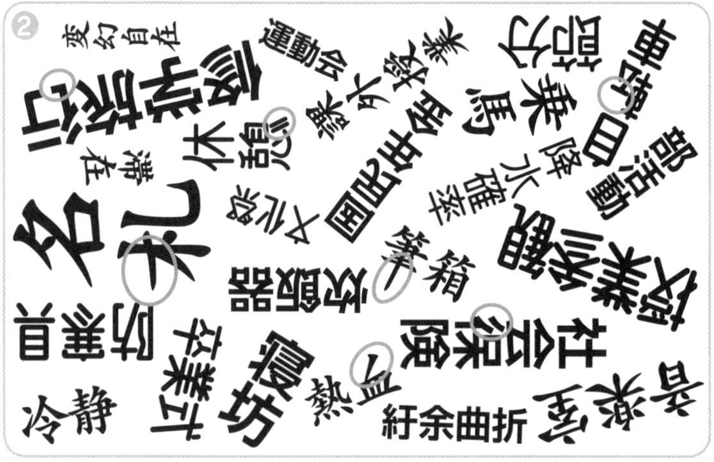

①修学旅行の「行」、
②休憩の「憩」、
③名札の「札」、
④熱血の「血」、
⑤筆箱の「筆」、
⑥社会保険の「保」、
⑦自転車の「転」

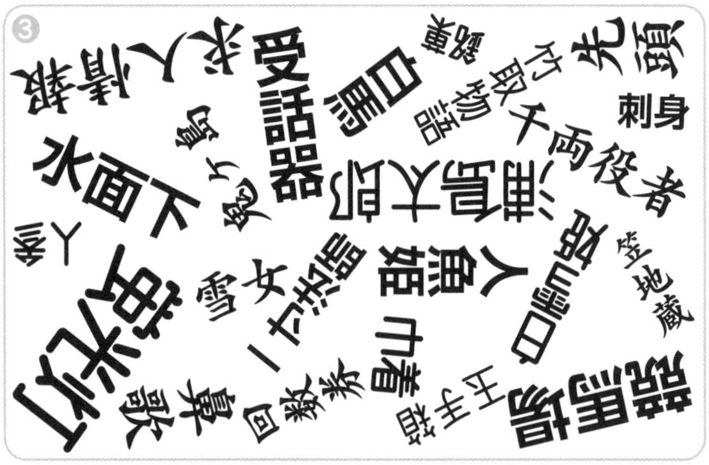

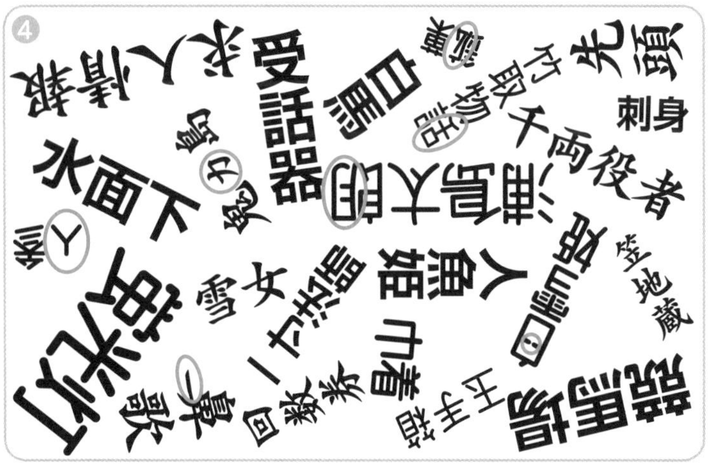

①鬼ヶ島の「ヶ」、
②銘菓の「銘」、
③竹取物語の「語」、
④人参の「人」、
⑤白雪姫の「白」、
⑥浦島太郎の「郎」、
⑦鼻歌の「鼻」

その他のドリルの解答は各ページの下欄に記載しています。

## 28日目 数字つなぎ三字熟語

❶

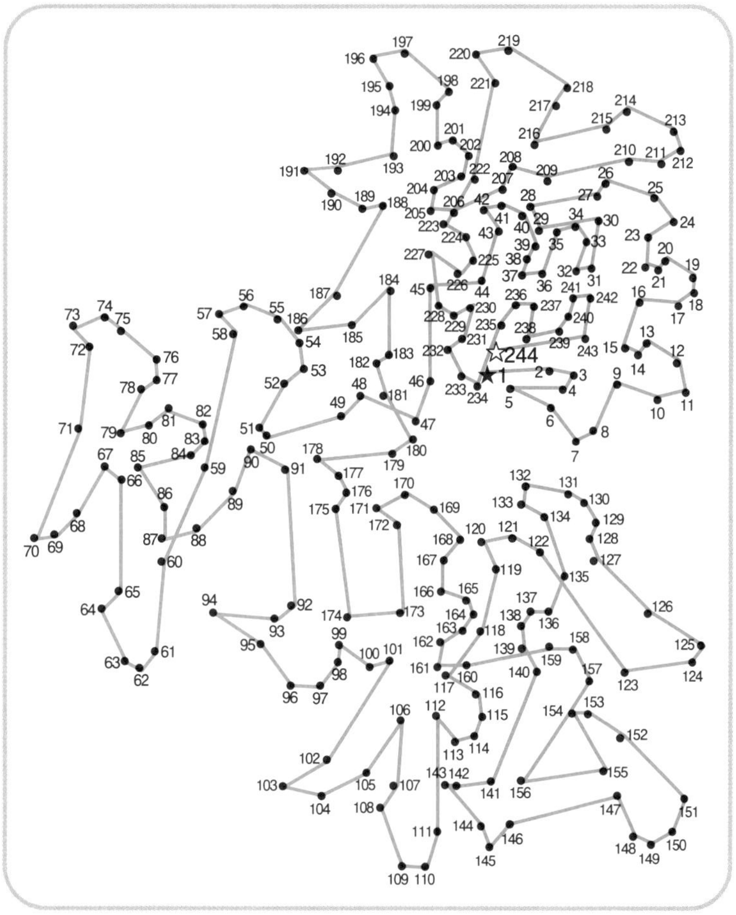

答え 松竹梅

❷

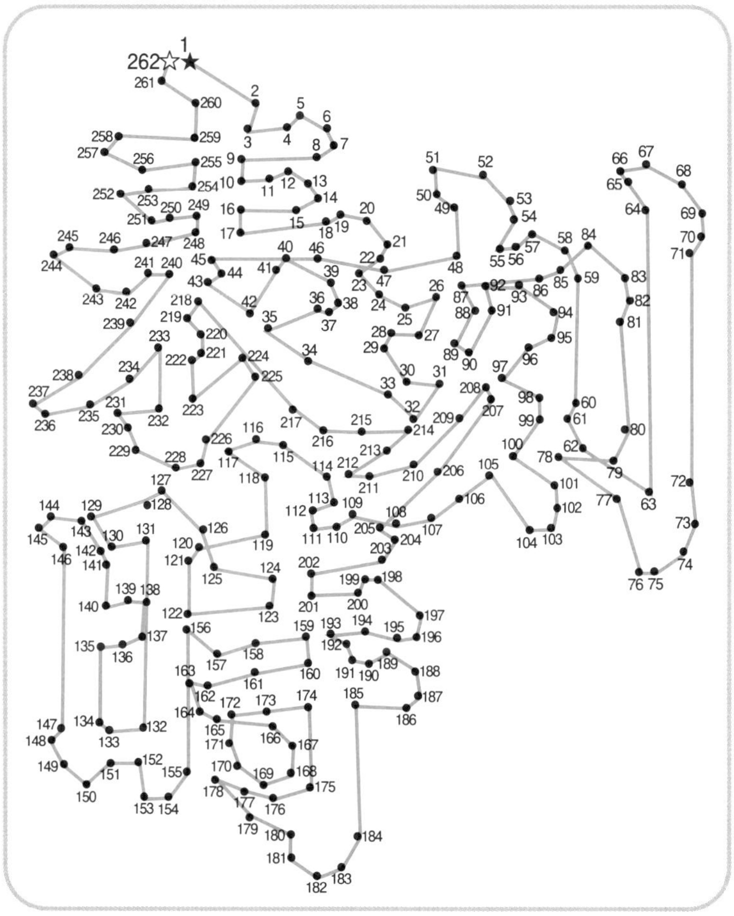

答え 時刻表

# バックナンバーのご案内

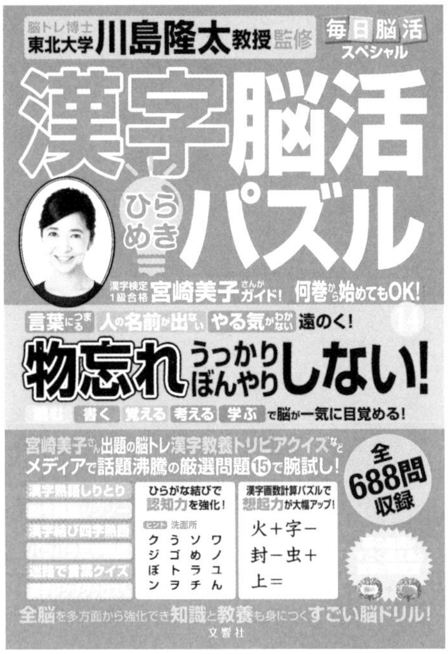


漢字脳活
ひらめきパズル⑭

漢字脳活
ひらめきパズル❶

◆1巻当たり30日分600問以上収録！

◆どの巻から始めても大丈夫な日替わり問題！

◆さらに充実！漢字検定１級合格·宮崎美子さんが出題「漢字教養トリビアクイズ」

◆好評につき毎月刊行中！

●ご注文方法　お近くに書店がない方はお電話でご注文ください。

通話料無料　**0120-966-081**

9：30 ～ 18：00　日·祝·年末年始は除く

**漢字脳活ひらめきパズル１～14巻**

**定価各1,375円**（本体1,250円+税10%）

●お支払い方法：後払い（コンビニ・郵便局）

●振込用紙を同封しますので、コンビニエンスストア·郵便局でお支払いください。

●送料を別途450円（税込）ご負担いただきます。
（送料は変更になる場合がございます）

毎日脳活 スペシャル

**漢字脳活 ひらめきパズル⑮**


| | |
|---|---|
| 編集人 | 小西伸幸 |
| 企画統括 | 石井弘行　飯塚晃敏 |
| 編　集 | 株式会社わかさ出版／谷村明彦 |
| 装　丁 | カラーズ |
| 本文デザイン | 石田昌子 |
| 写　真 | 石原麻里絵（fort） |
| イラスト | Adobe Stock |
| 発行人 | 山本周嗣 |
| 発行所 | 株式会社　文響社 |
| | ホームページ　https://bunkyosha.com |
| | お問い合わせ　info@bunkyosha.com |
| 印　刷 | 株式会社　光邦 |
| 製　本 | 古宮製本株式会社 |





本書のドリル問題は、一部を除き『脳活道場』（わかさ出版刊）に掲載されたものを一部改変の上、収録しています。




この本に関するご意見・ご感想をお寄せいただく場合は、
郵送またはメール（info@bunkyosha.com）にてお送りください。